W0307549

PERIOD.

DEIN ZYKLUS

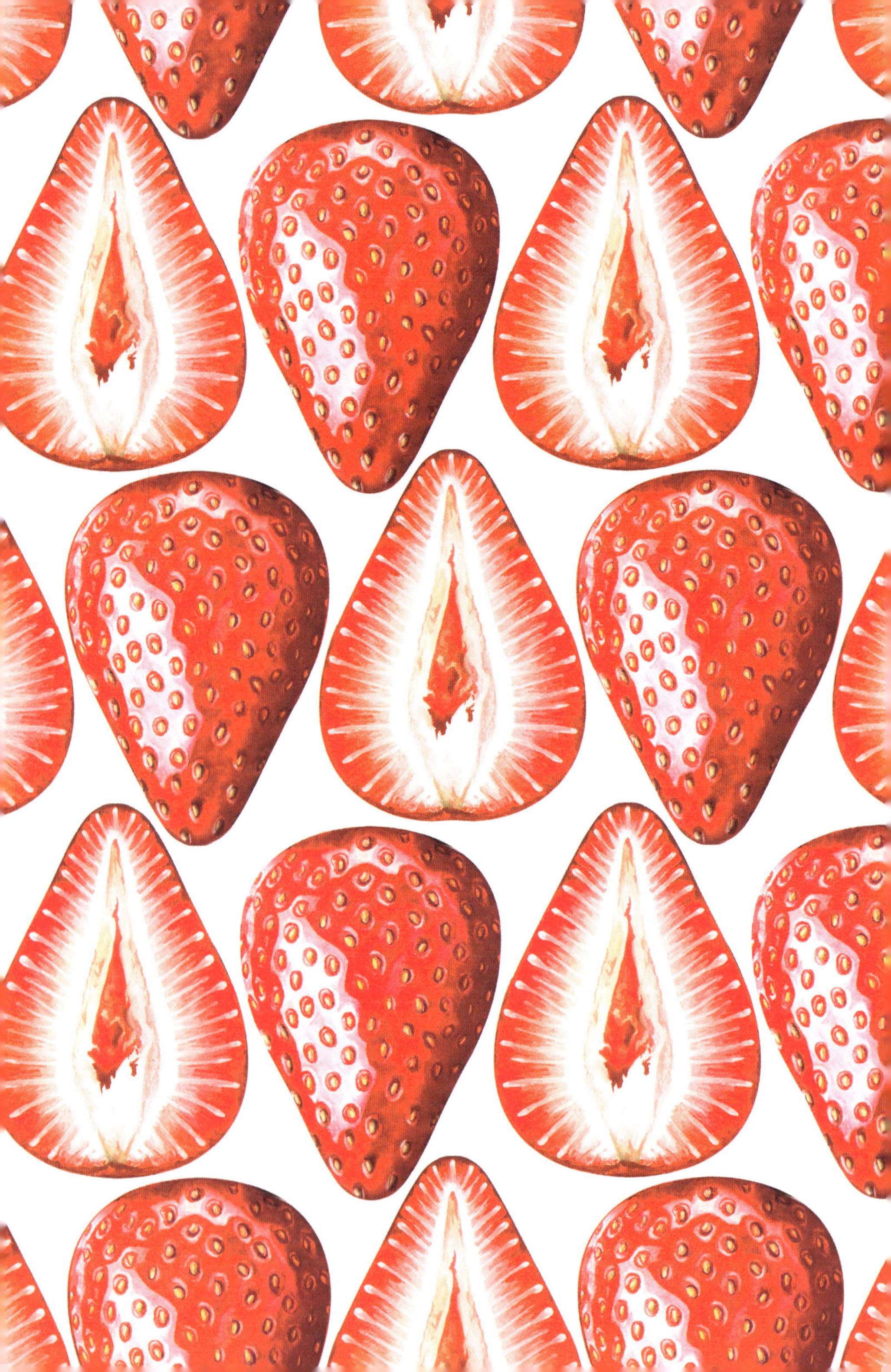

HANNAH PEHLGRIMM

PERIOD.
DEIN ZYKLUS

FACTS, SELFCARE-TIPPS &
MENSTRUATIONSJOURNAL

EMF

EIN BUCH DER
EDITION MICHAEL FISCHER

INHALT

VORWORT

WARUM EIN BUCH ZUM ZYKLUS?

Warum ein Buch zum Zyklus? Weil ich glaube, dass alle Frauen Zugang bekommen sollten zu ihrem weiblichen Potenzial. Der Zyklus ist ein natürlicher Kompass, der uns jeden Tag begleitet und stets Hinweise geben kann, was wir brauchen, was uns guttut und welche „Superkraft" wir gerade haben. Denn das ist bei Frauen nicht immer gleich. Wir ticken zyklisch, und je mehr wir uns selbst kennen- und wertschätzen lernen, desto selbstbewusster und kraftvoller können wir unser Leben leben.

Natürlich kennen die meisten von uns die Vorgänge während des Zyklus im Körper, wobei das längst nicht selbstverständlich ist. Viele Frauen wissen nicht, wann ihr Eisprung ist oder in welcher Phase sie sich gerade befinden. Hierzu gibt es im Buch einen Exkurs in die Biologie. Mindestens genauso wichtig ist es aber, kennenzulernen, welchen Charakter jede Zyklusphase hat und wie man diese verschiedenen Gesichter im eigenen Zyklus erlebt.

So begeben wir uns auf eine Entdeckungsreise zu den verschiedenen weiblichen Aspekten und wie sie uns bereichern können. Ganz praktisch bedeutet dies, den weiblichen Körper lesen zu lernen und zu dokumentieren, was wir wahrnehmen. Mit diesem gesammelten Wissen und den Impulsen aus diesem Buch kannst du besser planen, wann du Zeit für dich brauchst, wann dir die Buchhaltung am besten von der Hand geht oder wann du Lust auf das gemeinsame Essen mit Freundinnen hast. Natürlich lässt sich nicht alles planen, aber wir bekommen wertvolle Hinweise und können immer wieder unseren eingebauten Kompass befragen – jeden Tag und auch für die nächsten Wochen im Kalender. Aber dazu später mehr!

Seit ich meinen Zyklus beobachte, verstehe ich meinen Körper und meine Bedürfnisse viel besser. Ich habe gelernt, für mich zu sorgen und im richtigen Moment eine (wenn auch kleine) Pause einzulegen. Meine Ruhezeit während der Menstruation hat einen ganz neuen Stellenwert bekommen, und ich spüre förmlich, wie diese Zeit mich auflädt und mit neuer Kraft in die nächste Runde gehen lässt! Das wünsche ich mir auch für dich.

ANMERKUNG ZU FRAU-SEIN, GENDER, TRANS:

Dieses Buch benutzt die Begriffe Frau und Weiblichkeit sehr häufig und beschäftigt sich mit vielen Themen rund ums Frau-Sein. Ich finde es schwierig, inklusive Begriffe zu finden, die alle Menschen ansprechen können, die sich mit ihrem Menstruationszyklus beschäftigen möchten. Ausdrücklich möchte ich aber sagen, dass natürlich alle Menschen mit einem biologisch weiblichen Körper angesprochen sind, auch diese, die sich nicht als weiblich identifizieren. Ebenfalls sind Menschen angesprochen, die vielleicht nicht alle weiblichen Organe besitzen (Eierstöcke, Gebärmutter, Brüste, Vulva), sich aber als weiblich identifizieren. Ich bitte dich, die Informationen mitzunehmen, die für dich relevant sind.

*„Bei ihrer ersten Blutung trifft
eine Frau ihre Kraft.
Während ihrer fruchtbaren Jahre übt sie,
mit ihrer Kraft umzugehen.
In den Wechseljahren wird sie zu ihrer Kraft."*

Traditionelle nordamerikanische Weisheit

EINLEITUNG

GESCHICHTE ZYKLISCHEN LEBENS

Schon immer haben die Menschen zyklisch gelebt – früher sehr viel naturverbundener als heute. In der Vergangenheit waren die Jahreszeiten und die Rhythmen des Tages die Taktgeber des Lebens. Ohne Elektrizität haben der Lauf der Sonne und des Mondes das Leben gestaltet. Es war völlig normal, im Winter mehr zu ruhen und im Sommer zu feiern, zu ernten und Hochzeit zu halten. Auch mit den verschiedenen Mondphasen waren die Menschen in enger Verbindung. Wann waren Zeiten zum Säen und wann zum Schneiden? Das gab der Mond vor.

Heute ist vieles davon vergessen, denn wir können dank der verfügbaren Technologien alles zu jeder Zeit haben. Dadurch haben wir das Gefühl zu unserem Körper, unseren Bedürfnissen und vor allem zu notwendigen Ruhe- und Entspannungszeiten verlernt. Dieses Phänomen betrifft Frauen und Männer zugleich, nicht ohne Grund ist die Zahl der Burn-out-Erkrankungen aller Art stetig am Wachsen.

Die Frauen wussten in naturverbundenen Gemeinschaften genau Bescheid über ihre Zyklusphasen – wann sie fruchtbar waren oder wann eine Ruhezeit wichtig war.

In vielen Kulturen zogen sich die Frauen zur Zeit ihrer Blutung zusammen zurück, nahmen Abstand von der täglichen Arbeit, um ganz bei sich zu sein und das tiefe Wissen in ihren Körpern zu spüren. Sie wussten, dass sie während ihrer Menstruation eine besondere Verbindung zum Spirituellen hatten, zu Mutter Erde und zu einem Wissen, das weit über sie selbst hinausging. Die Männer respektierten dies und hielten den Raum für die Frauen. Die Frauen gaben ihr Blut an die Erde zurück und hielten eine Zeit der Ruhe, um Kraft zu tanken für den nächsten Zyklus.

Im Lauf der jüngeren Geschichte ging dieses Wissen verloren, und einen großen Anteil hat hier in Europa die christliche Kirche. Menstruation wurde zu etwas Schmutzigem erklärt, Frauen gelten auch heute noch in vielen Kulturen als „unrein" und werden ausgegrenzt (siehe auch kulturelle Bedeutung der Menstruation, Seite 28). Dieses Wissen und damit die Macht über den eigenen Körper wurden von der Kirche ausgehebelt, und über Jahrhunderte versank der Wissensschatz. Im Zuge der Industrialisierung und Technisierung bis in unsere Zeit hinein haben Frauen (und auch Männer) den Zugang zu ihrem Körper und zu den Rhythmen der Natur vergessen.

Wir leben entfremdet von diesem Kontakt, und das Resultat sind Scham, Unsicherheit, Fremdbestimmtheit, Leistungsdruck, Funktionieren-Müssen, Erkrankungen im Hormonsystem und im Becken, abwesende oder künstlich veränderte Zyklen – abgeschnitten von unserer inneren Kraft. Die meisten Frauen empfinden ihre Menstruation als negativ und schmerzhaft.

Der Zyklus ist aber ein wichtiger Wegweiser, der uns wieder mit unserem Körper und unseren Bedürfnissen verbindet. Wir müssen nicht mehr länger im Außen nach dem suchen, was wir brauchen. Das Wissen liegt in uns und wartet darauf, wiederentdeckt zu werden.

Viele Frauen sind verunsichert von ihrem eigenen Gefühlsleben, das sie als sehr schwankend empfinden, voll verschiedener Stimmungen. Mal bin ich voller Tatendrang und Lebenslust, mal bodenständig und diszipliniert. An einem Tag fühle ich mich kreativ und freudig, dann ganz plötzlich deprimiert und kurz davor, mich zu trennen. Und manchmal bin ich kraftlos und stehe nur vom Sofa auf, um etwas zu Essen zu holen.

Die Antwort liegt in unserem Zyklus – wir sind all das, denn wir vereinen in uns vier verschiedene Archetypen (Urbilder) der Frau*, die uns, jeden Monat aufs Neue, durch eine Fülle an Stimmungen führen.

Diese vier weiblichen Archetypen stelle ich dir im zweiten Teil dieses Buches vor und zeige, wie du damit für dich arbeiten kannst.

Es gibt vier Phasen im Menstruationszyklus einer Frau, die sich ab der ersten Blutung jeden Monat wiederholen. Deren unterschiedliche Qualitäten sind auch in der Natur und zwar in den Jahrezeiten abzulesen. Je mehr eine Frau sich auf diese Zyklen einlässt und danach lebt, lernt sie, sich diesem natürlichen Kreislauf anzunähern und diesen zu verinnerlichen. Dadurch wird sie ausgeglichener, kraftvoller und körperbewusster.

Es gibt viele Frauen, die keinen oder keinen regelmäßigen Zyklus haben. Natürlich kannst du, wenn dich dies betrifft, trotzdem mit deinem Zyklus arbeiten. Wenn du gar keinen Zyklus hast, ist es sehr sinnvoll, nach den Mondphasen zu gehen – diese entsprechen den Zyklusphasen. Du kannst dir z. B. einfach in deinem Zyklusrad (das stelle ich später vor) den Vollmond und den Leermond vermerken und die Phasen in dir beobachten. Dies hilft auch dabei, wieder einen eigenen Zyklus zu bekommen oder zu mehr Rhythmus zu finden.

Wenn dein Zyklus unregelmäßig ist, dann ist eine der Phasen oder mehrere entsprechend länger oder kürzer. Du wirst, wenn du dich mehr damit beschäftigst, ein gutes Gefühl dafür bekommen, in welcher Phase du gerade bist.

Frauen, die sich in den Wechseljahren befinden, können auch bei unregelmäßiger Blutung die Phasen weiter beobachten. Wenn keine Blutung mehr eintritt, so hat die Frau alle Phasen in sich vereint und kann sich entweder nach dem Mond richten oder nachspüren, welcher Aspekt ihres Selbst gerade im Vordergrund steht. Die zyklische Natur wirkt auch in Frauen, die postmenstruell sind, also keine monatliche Blutung mehr haben.

Die Beschäftigung mit dem eigenen Zyklus ermöglicht es uns, aus dem Inneren zu schöpfen. In einer Welt, in der die Aufmerksamkeit stark nach außen gerichtet ist, gibt das Wissen um die Zyklusphasen eine innere Ausrichtung und hilft uns, stark und geerdet durch das Leben zu gehen.

Das vorgestellte Wissen zu den Zyklus-Jahreszeiten ist vor allem als Inspirationsquelle gedacht, entdecken musst du selbst! Jede Frau hat ihre eigenen Anliegen und Bedürfnisse. Viel Spaß auf der Entdeckungsreise durch deinen Körper!

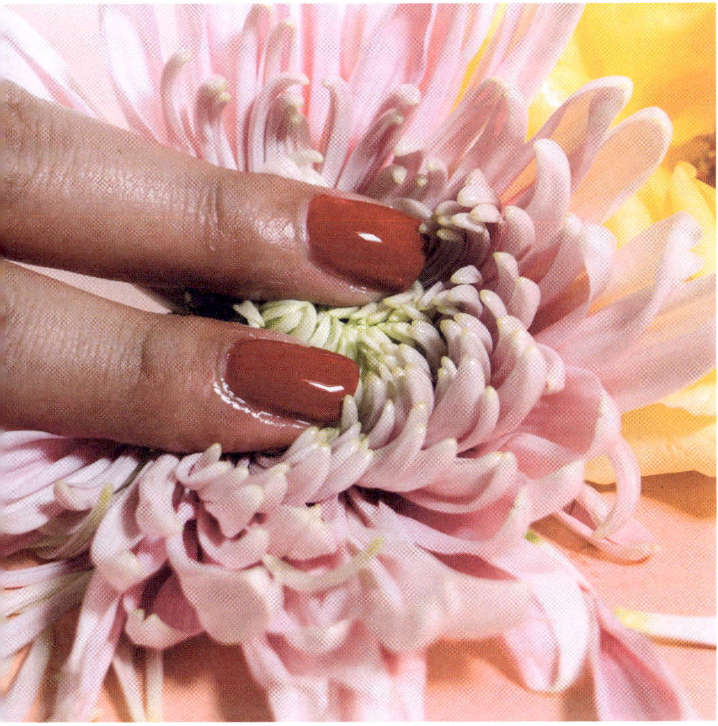

„Der weibliche Zyklus ist kein ewig gleich ablaufender Kreislauf, sondern eine als Spirale aufsteigende Kraft – je mehr ich meinen Körper verstehe und meine Bedürfnisse und Energie zu jeder Phase anerkenne, desto kraftvoller werde ich und desto mehr lebe ich mein Leben, das mir entspricht und Ausdruck verleiht!“

TEIL 1

DER ZYKLUS – WAS PASSIERT IM KÖRPER?

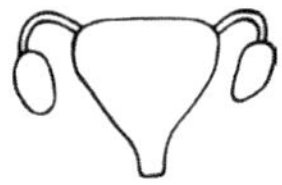

Blutung, etwa 21 Tage Gleichklang und dann die nächste Blutung, das ist der weibliche Zyklus? Weit gefehlt, wie du nun wahrscheinlich schon vermutet hast. Das Zusammenspiel der Hormone im weiblichen Zyklus ist ein perfekt synchronisiertes Orchester mit verschiedenen Melodien und Tonlagen. Der folgende Teil erklärt die Vorgänge im weiblichen Körper auf der Ebene der Hormone in den verschiedenen Lebensphasen. Dieses Wissen hilft dir, die in Teil 2 folgenden Erklärungen zu den Zyklusphasen auf energetischer und emotionaler Ebene einzuordnen. Es ist Basiswissen für jede Frau, die ihren Körper verstehen möchte. Außerdem ist es äußerst spannend, was so ein Körper da jeden Monat vollbringt – schließlich ist der Zyklus die Basis für neues Leben!

DIE MENARCHE

DIE ERSTE MENSTRUATIONSBLUTUNG

Das griechische Wort Menarche (Men = Monat, Arche = Anfang) bezeichnet das Auftreten der ersten Menstruationsblutung im Leben eines Menschen mit weiblichem Körper. Die Menarche signalisiert, dass ein Mädchen nun die Schwelle zur Erwachsenen überschreitet, sie wird fruchtbar und hat eine gewisse körperliche Reife erreicht. Allerdings sind die Zyklen in den ersten zwei Jahren meist ohne Eisprung, daher ist die Fruchtbarkeit anfangs sehr eingeschränkt und der Körper noch nicht voll ausgereift.

Sozial und kulturell ist die Menarche in allen Gesellschaften ein bedeutsames Ereignis, das Mädchen ist nun nicht mehr ganz Kind, sondern wird in den Kreis der Frauen aufgenommen.

Das Alter, in dem die Menarche eintritt, wird von verschiedenen Faktoren beeinflusst – sowohl Genetik als auch Umwelt sowie Ernährung spielen eine große Rolle.

Generell ist das Alter bei der Menarche weltweit gesunken, es variiert aber erheblich je nach Region, ethnischer Zugehörigkeit und anderen Merkmalen. Einige Schätzungen ordnen das Durchschnittsalter weltweit bei 13 Jahren ein, andere bei 14 Jahren. Frauen in asiatischen Kulturen erleben die Menarche durchschnittlich später. In Deutschland findet die erste Blutung bei den meisten Mädchen etwa zwischen dem 10. und 16. Lebensjahr statt. Im frühen 19. Jahrhundert war der Zeitpunkt noch zwei Jahre später.

Die Menarche setzt ein, wenn im Körper des Mädchens bereits eine ganze Reihe von Prozessen abgelaufen sind. Erst wenn ganz bestimmte Voraussetzungen erfüllt sind, beginnt der Blutfluss. Dafür muss z. B. eine ausreichende Körpermasse mit mindestens 17% Körperfett gegeben sein. Heutzutage erreichen viele Mädchen durch eine reichhaltige Ernährung diesen Zustand früher als noch vor ein oder zwei Jahrhunderten. Der Körperfettanteil ist auch ein Grund, warum keine Regel einsetzt, wenn junge Mädchen aufgrund einer Essstörung untergewichtig sind.

Schon zwei bis drei Jahre vor der Menarche beginnen die Eierstöcke mit der Produktion von Östrogen, nachdem sie von der Hypophyse im Gehirn die entsprechenden hormonellen Signale erhalten haben (siehe auch Orchester der Hormone, Seite 20).

Östrogen stimuliert das Wachstum der Gebärmutter (Uterus), das Wachstum der Brüste, die Vergrößerung des Beckens sowie die Entstehung von mehr Fettgewebe an bestimmten Körperstellen.

Weiterhin sorgt Östrogen dafür, dass in der Gebärmutter das Endometrium, die Gebärmutterschleimhaut, aufgebaut und durchblutet wird. Es ist nicht bekannt, welches Signal schlussendlich dafür sorgt, dass die Menstruationsblutung einsetzt. Es wird angenommen, dass die Gebärmutterschleimhaut im Lauf der beschriebenen hormonellen Prozesse irgendwann eine bestimmte Dicke erreicht und dann abgestoßen wird.

Das Blut ist anfangs noch heller und spärlicher als der spätere Menstruationsfluss. Etwa 80% der Zyklen im ersten Jahr nach der Menarche finden ohne Eisprung statt (anovulatorisch). Im zweiten und dritten Jahr nach der Menarche steigt die Menge der Zyklen mit Eisprung immer weiter an, und der Zyklus wird langsam regelmäßiger. Eine anhaltende Ovulation erfordert einen Körperfettgehalt von mindestens 22%.

Trotzdem kann es in Einzelfällen passieren, dass schon vor der Menarche ein Eisprung erfolgt und das Mädchen schwanger werden könnte. Daher ist es auch für junge Frauen, die noch keine Menstruation erlebt haben, aber bereits sexuell aktiv sind, wichtig zu verhüten.

Bestimmte systemische oder chronische Erkrankungen können die Menarche verzögern, wie u. a. Zöliakie, Asthma, Diabetes mellitus Typ 1, Mukoviszidose und entzündliche Erkrankungen sowie Erkrankungen des endokrinen Systems.

Auch starke Stressfaktoren im Umfeld eines Mädchens können dazu führen, dass sich die Menarche verzögert. Ein Kind, das in einem Kriegsgebiet aufwächst oder flüchten muss, erlebt häufig eine spätere Reifung. Sicherlich spielt hier auch der Ernährungszustand eine Rolle, aber bei starkem Stress gibt der Körper nicht das Signal, dass Reifung und Fortpflanzung Raum haben, und der Prozess verzögert sich. Auch andere psychosoziale Faktoren, wie ein niedriges Geburtsgewicht, rauchende Eltern, Adipositas und einige andere, können die Menarche verzögern.

HORMONELLE VERHÜTUNG FÜR JUNGE FRAUEN?

Es ist üblich, dass junge Frauen in westlichen Kulturkreisen schon recht kurz nach Einsetzen der Regelblutung anfangen, die Pille zu nehmen. Der weibliche Körper ist zu diesem Zeitpunkt hormonell noch nicht ausgereift, und es ist leider häufig der Fall, dass es zu Folgewirkungen kommt, wenn die Pille abgesetzt wird. Meine naturheilkundliche Praxis ist voll mit jungen Frauen, die vor dem 18. Lebensjahr die Pille bekommen haben, teils zur Verhütung, oft aber auch für eine pickelfreie Haut oder, um den Zyklus zu „rhythmisieren". Diese Frauen leiden überdurchschnittlich häufig unter dem sogenannten Post-Pill-Syndrom. Der weibliche Zyklus spielt sich nach Absetzen der Pille nicht wieder ein. Keine oder seltene Blutungen, Hautprobleme, PMS und mangelnde Fruchtbarkeit sind die Folge. Die Angabe beruht auf Beobachtungen aus der Praxis und auf der logischen Überlegung, dass hier ein nicht ausgereiftes hormonelles System mit synthetischen Hormonen konfrontiert wird, die den eigenen Reifeprozess komplett unterbrechen. Da ist es nur folgerichtig, dass der Körper zehn Jahre später häufig nicht einfach wieder „anspringt". Barrieremethoden wie Kondom oder Diaphragma sowie nicht hormonelle dauerhafte Verhütungsmethoden wie die Kupferkette oder Kupferspirale sind weitaus empfehlenswerter.

Es gibt darüber hinaus viele Möglichkeiten aus der Naturheilkunde, um eine schmerzhafte Periode zu lindern oder das Hautbild zu verbessern.

INITIATIONSRITUALE

In fast allen traditionellen Kulturen gibt es Initiationsrituale, die um den Zeitpunkt der Menarche eines Mädchens durchgeführt werden. Die Rituale sind wichtig, um den Statuswechsel des Mädchens vom Kind zur erwachsenen Frau zu markieren, und helfen dabei, diesen Übergang in eine neue Lebensphase in der Gemeinschaft bewusst zu erleben. Sie verleihen Halt und Orientierung in Zeiten der Veränderung.

Die Rituale sagen aber auch etwas über den Umgang mit Weiblichkeit der jeweiligen Kultur aus – wird der Anlass gefeiert und die Kraft der Frau geehrt? Oder wird ihre Fruchtbarkeit gleichgesetzt mit der Möglichkeit, sie zu verheiraten, wird sie von nun an während ihrer Menstruation als unrein angesehen oder sogar genital verstümmelt? In stark patriarchalen Gesellschaften wird die Unterdrückung der Frau auch in den Riten rund um die Menarche deutlich.

In vielen traditionell lebenden Gemeinschaften wird die erste Blutung eines Mädchens gefeiert. Oft gibt es zunächst eine Phase der Einkehr, die Mädchen verbringen einige Zeit abseits der Gruppe, wo sie von den reifen Frauen in die

Geheimnisse der erwachsenen Frauen eingeführt werden. Die Mädchen werden symbolisch, z. B. mit einem Bad, gereinigt. Danach wird oft ein Fest gefeiert, es wird getanzt, die Mädchen werden geschminkt oder rot bemalt und mit weiblichen Symbolen geschmückt. Als Zeichen der Veränderung werden manchmal die Haare abgeschnitten, und sie erhalten Geschenke. So wird die innere Reife auch im Außen gezeigt.

In Japan wird zu Ehren des Mädchens ein besonderes Gericht mit rot gefärbtem „Glückwunsch-Reis“ zubereitet, und sie wird von ihrer Familie beglückwünscht und beschenkt. Früher wurde für ein Mädchen bei ihrer ersten Menstruation eine besondere Schilfhütte gebaut, in die sie sich vier Tage und Nächte lang zurückzog. Am vierten Tag sprach das Mädchen ein besonderes Gebet zur aufgehenden Sonne, streute Blütenstaub in alle vier Himmelsrichtungen und galt als neu geboren. In dieser Zeit wurde sie als unschuldig angesehen, und es wurde angenommen, dass sie über besondere Heilkräfte verfügt.

Bei den Ureinwohnern Nordamerikas lädt die Mutter des Mädchens weibliche Verwandte und Vertraute zu einem Fest ein, bei dem die Mutter oder eine Patin dem Mädchen einen Ring mit einem roten Stein übergibt.

In Sri Lanka wird ein Astrologe kontaktiert, um die Ausrichtung der Sterne zu untersuchen, wenn das Mädchen die Menarche erlebt. Die Frauen der Familie versammeln sich dann in ihrem Haus und waschen sie in einer Badezeremonie. Ihre Familie veranstaltet eine Feier, bei der das Mädchen Weiß trägt und Geschenke erhält.

Die Navajo haben eine Feier namens Kinaalda. Von den Mädchen wird erwartet, dass sie ihre Stärke durch Wettrennen unter Beweis stellen. Die Mädchen bereiten einen Maismehlpudding für den Stamm zu. Die Mädchen, die ihre Menarche haben, tragen spezielle Kleidung und haben ihre Haare wie die Navajo-Göttin „Changing Woman“ frisiert.

Wie ging es dir mit deiner ersten Blutung? Hast du dich gefreut oder ein Geschenk bekommen? Was gab es als Rückmeldungen in der Familie oder unter Freundinnen?

Hier findest du eine Idee dafür, wie du deine innere junge Frau ehren und ein kleines Ritual für dich selbst durchführen kannst, um deine eigene Initiation nachzuholen. Ein Initiationsritual ist lange Zeit der Weg gewesen, durch den junge Mädchen in den Kreis der Frauen aufgenommen wurden. Wenn du eine Tochter oder eine Nichte hast, kannst du (wenn sie es möchte) auch für sie ein kleines Ritual oder eine Feier durchführen. Wenn sie dies nicht möchte, biete ihr in jedem Fall deine Unterstützung an und lasse sie mit einem Geschenk wissen, dass du ihre erwachte Weiblichkeit wichtig nimmst. Ein besonderes Schmuckstück mit einem roten Stein kann beispielsweise ihr Begleiter für ihre Reise zur Frau werden.

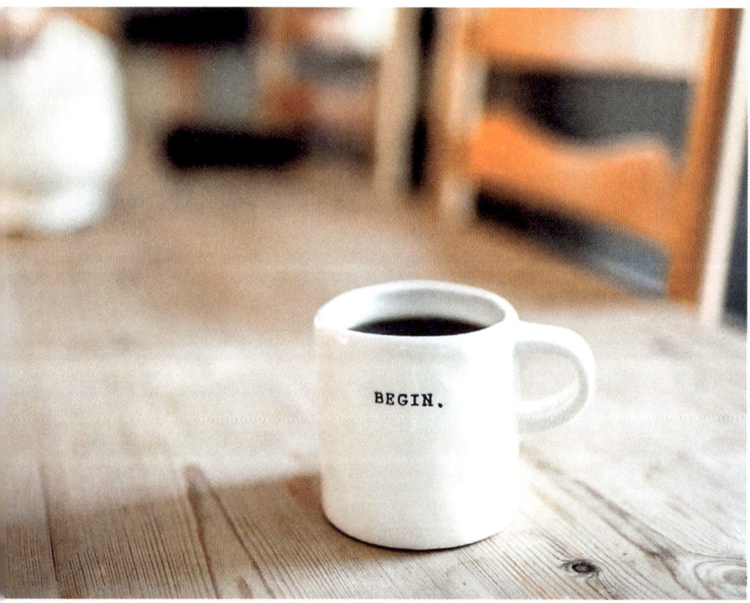

Initiationsritual – We are in this together!

Dieses Ritual kannst du allein oder mit einer Freundin durchführen.

Du brauchst:

* 1 Stunde Zeit
* 12–16 Steine
* 1 rote Kerze
* Optional: Räucherwerk

Suche dir einen geschützten Ort in der Natur, an dem du dich wohlfühlst. Lege dort einen Kreis mit Steinen. Wenn du magst, zünde auch Räucherwerk an.

Der Kreis steht für alle erwachsenen Frauen. Setze dich vor den Kreis und nimm dir einen Moment, um bei dir anzukommen. Spüre die Erde unter dir, den Himmel über dir und die Bäume und Pflanzen um dich herum. Nimm dann die Kerze und zünde sie an. Sie steht für dich als das junge Mädchen, das in den Kreis der erwachsenen Frauen eintritt. Stelle sie in die Mitte des Kreises und betrachte sie. Heiße deine innere junge Frau willkommen im Kreis und stelle dir vor, wie sie von den älteren Frauen ebenfalls willkommen geheißen wird. Vielleicht hast du eine ältere Frau in deinem Leben, zu der du ein positives Verhältnis als junge Frau hattest, z. B. eine Tante oder eine Oma. Stelle dir vor, wie sie lächelnd auf dich schaut. Genieße dieses Gefühl der Verbundenheit, solange du möchtest. Wenn du das Gefühl hast, fertig zu sein, puste die Kerze aus und bedanke dich bei dem Ort. Du kannst wieder dorthin kommen, wenn du einmal eine kleine Auszeit benötigst.

Menstruation isn't shameful.
Bloody love your period!

DIE FRUCHTBARE ZEIT

DER ZYKLUS IN FAKTEN

Hat sich die Menstruation einer Frau eingependelt, so beginnt nun ihre Zeit als erwachsene, reife Frau, die mehr oder weniger regelmäßig blutet. Diese Zeit dauert durchschnittlich 35 Jahre, es gibt aber individuell große Abweichungen. Als Faustregel ist zu sagen, dass Frauen, die früher ihre Menarche erlebt haben, meist länger bluten als Frauen, deren Blutung erst etwas später eingesetzt hat.

Im weiblichen Körper finden in dieser Lebensphase immer wiederkehrende Abläufe statt, die einen großen Einfluss darauf haben, wie die Frau sich fühlt und wie sie ihren Körper und ihre Weiblichkeit erlebt. Der Hormonhaushalt hat weitreichende Auswirkungen auf das Energieniveau, den Schlaf, die Stimmung, die Libido, den Appetit und vieles mehr. Aber dies ist keine Einbahnstraße, wir sind „den Hormonen" nicht einfach ausgeliefert. Unser Lebensstil, unsere Ernährung, unser Stresslevel und der Umgang mit selbigen haben einen ebenso großen Effekt auf den Hormonhaushalt. Die Hormone sind ständig im Fluss und reagieren auf den Lebenswandel einer Frau und auf die Umstände, denen sie ausgesetzt ist.

ORCHESTER DER HORMONE

Um den Menstruationszyklus im weiblichen Körper zu verstehen, ist es hilfreich, sich mit einigen Hormondrüsen bekannt zu machen. Denn die Menstruation beginnt im Gehirn. Hier, genauer gesagt im Hypothalamus, werden bestimmte Botenstoffe ausgeschüttet. Der Hypothalamus bildet GnRh (Gonadotropin-Releasing Hormon), welches wiederum die Hypophyse (Hirnanhangdrüse) dazu anregt, FSH und LH freizusetzen.

FSH (follikelstimulierendes Hormon) und LH (luteinisierendes Hormon) stimulieren die Eierstöcke in den verschiedenen Phasen des Zyklus. FSH bewirkt bei der Frau im Eierstock (Ovar) die Sekretion von Östrogen sowie die Reifung von Eibläschen (Follikelwachstum) bis hin zum reifen Ei und zum Eisprung, ist also in der ersten Zyklusphase aktiv. Unter dem Einfluss von Östrogen reift ein Follikel (Eibläschen) in einem Eierstock heran und schüttet dabei Östrogen aus. Wenn der Östrogenspiegel im Blut eine bestimmte Konzentration erreicht hat (ungefähr Zyklustag 14, große individuelle Abweichungen), ist dies das Signal für die Hypophyse, jetzt verstärkt LH auszuschütten.

LH löst den Eisprung (Ovulation) aus und fördert die Gelbkörperbildung (Luteinisierung). Auch die Schilddrüse spielt hier eine zentrale Rolle, denn sie bekommt ebenfalls Signale vom Gehirn, ob sie mehr oder weniger Schilddrüsenhormon (Thyroxin) produzieren soll, welches wiederum den gesamten Stoffwechsel steuert und auch die Aktivität der Eierstöcke beeinflusst.

DIE ZYKLUSPHASEN

Ein neuer Zyklus beginnt am ersten Tag der Blutung.

Merke: 1. Tag der Blutung = Zyklustag 1
Die Blutung dauert ca. 3–8 Tage und kann sehr unterschiedlich ausfallen. In dieser Zeit wird die aufgebaute Gebärmutterschleimhaut abgestoßen – das Blut fließt. Die erste Zyklusphase dauert insgesamt etwa 14 Tage und wird als Eireifungs- oder Follikelphase bezeichnet. Um den 14. Zyklustag herum findet der Eisprung statt. Individuell kann dies sehr stark abweichen! Die zweite Zyklusphase beginnt etwa an Zyklustag 15 und dauert wiederum etwa 14 Tage, bis Zyklustag 28. Diese Phase wird als Gelbkörper- oder Lutealphase bezeichnet und kann ebenfalls von Frau zu Frau sehr stark variieren.

Nur 3% der Frauen haben sogenannte „Bilderbuchzyklen" von 28 Tagen, die immer pünktlich sind und auf das Jahr gesehen nur um maximal drei Tage schwanken.

Auch kürzere oder längere Zyklen zwischen 21 und 37 Tagen sind völlig normal. Wie du feststellen kannst, ob und wann du einen Eisprung hast und wie lang deine Zyklusphasen sind, stelle ich in den folgenden Kapiteln vor.

DIE ERSTE ZYKLUSHÄLFTE

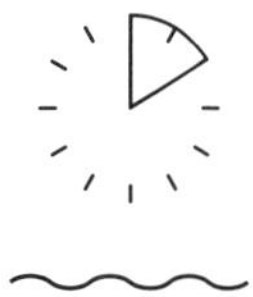

Tag 1–4: Menstruation

Während der Periode wird die Gebärmutterschleimhaut (Funktionalis) vom Körper abgestoßen. Dazu zieht sich die Gebärmutter zusammen, dies kann Schmerzen verursachen. Der Muttermund liegt tief und ist leicht geöffnet. Die Menstruation dauert 2–7 Tage und ist sowohl in ihrer Länge als auch Stärke sehr unterschiedlich. Ernährung, Hormonwerte und Lebensstil können dies stark beeinflussen.

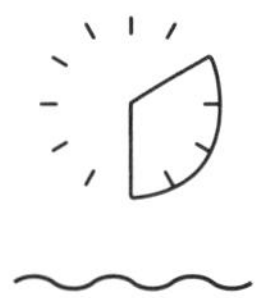

Tag 5–14: Proliferations-/Aufbauphase

Die Blutung wird beendet, sobald die Aufbauarbeiten der obersten Schicht der Gebärmutterschleimhaut wieder beginnen. Gleichzeitig bilden sich Eibläschen, auch Follikel genannt, in denen jeweils eine einzige, noch unentwickelte Eizelle liegt. Unter Einwirkung des Hormons FSH entwickelt sich diese weiter. Da Östrogen in den Wänden dieser Follikel gebildet wird, ist der Östrogenspiegel in den ersten Tagen der Follikelphase noch niedrig. Wenn die Follikel heranreifen und größer werden, steigt auch der Östrogenspiegel. Das erhöhte Östrogen bewirkt, dass die Gebärmutterschleimhaut wieder neu aufgebaut wird (Proliferation). Im Verlauf der ersten Zyklushälfte verändert sich die Zervixschleimqualität. Der Zervixschleim wird kurz vor dem Eisprung klar und spinnbar, ähnlich wie rohes Eiweiß. Die Spermien können dann besonders gut „einreisen". Die Wahrscheinlichkeit einer Schwangerschaft ist während der Zeit kurz vor der Ovulation bis zum Eisprungtag am höchsten.

DIE ZYKLUSMITTE

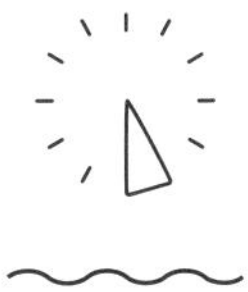

Tag 14: Eisprung

Wenn der Östrogenspiegel ein gewisses Level erreicht hat, ist dies das Signal für die Hirnanhangdrüse, vermehrt LH auszuschütten und damit den Eisprung auszulösen. Der am weitesten entwickelte Follikel platzt und gibt die nun reife Eizelle in den Eierstock frei. Die Eizelle wird gemeinsam mit der Follikelflüssigkeit in den Eileiter gespült. Der Eisprung hat stattgefunden, und die Eizelle bleibt 12–18 Stunden befruchtungsfähig.

DIE ZWEITE ZYKLUSHÄLFTE

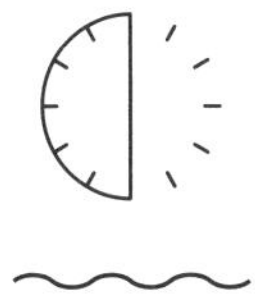

Tag 15–28: Gelbkörperphase

Die Eizelle wandert vom Eierstock in Richtung Gebärmutter. Unter Einfluss von LH entwickelt sich währenddessen aus dem Follikelrest, der im Eierstock zurückgeblieben ist, der sogenannte Gelbkörper. Der Gelbkörper produziert das Hormon Progesteron. Progesteron sorgt dafür, dass die Schleimhaut der Gebärmutter auf eine mögliche Schwangerschaft, also das Einnisten der befruchteten Eizelle, vorbereitet wird. Außerdem bewirkt es, dass der Muttermundschleim wieder zähflüssig und weniger durchlässig wird und die Lebensdauer der Spermien im Körper dadurch abnimmt. Gleichzeitig geht die Produktion von Östrogen zurück. Bei Nichtbefruchtung der Eizelle entwickelt sich der Gelbkörper wieder zurück. Dieser zurückgebildete Gelbkörper produziert dann auch kein Progesteron mehr, wodurch die monatliche Blutung ausgelöst wird. In der Gelbkörperphase steigt die Basaltemperatur um wenige Zehntelgrad an und bleibt bis zur nächsten Regelblutung erhöht. Du bist jetzt bis zum Ende deines Menstruationszyklus unfruchtbar.

PARAMETER FÜR DIE ZYKLUS-BEOBACHTUNG

Um Aufschluss darüber zu bekommen, wann die fruchtbaren Tage sind, wann die Menstruation zu erwarten ist und wie bestimmte Symptome oder Stimmungen mit dem Zyklus zusammenhängen, ist es sehr empfehlenswert, eine oder mehrere der folgenden Methoden zu nutzen, um den Zyklus zu beobachten. Viele Frauen lernen, sich mehr zu verstehen, und bekommen ein besseres Körpergefühl allein durch diese Beobachtungen.

TEMPERATUR

Die soeben erwähnte Basaltemperatur ist ein Parameter zur Dokumentation des Zyklus. Die Basaltemperatur wird morgens gleich nach dem Aufwachen gemessen (oral, vaginal oder rektal) und in einer App oder auf Papier festgehalten.

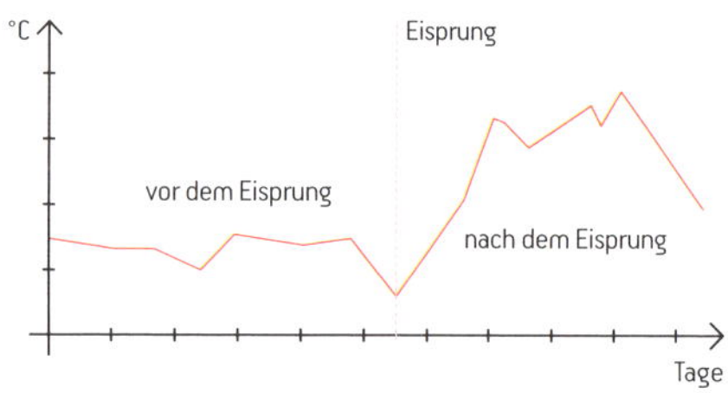

So ergibt sich mit täglichem Messen eine sogenannte Zykluskurve. In der ersten Zyklushälfte spricht man von der „Tieflage", da hier die Temperatur etwas niedriger ist als nach dem Eisprung.

Der Eisprung geschieht kurz vor oder beim Übergang der Temperatur von der Tieflage in die Hochlage. Die Tieflage entspricht der Follikelphase, die Hochlage der Lutealphase im Zyklus. Die Temperatur steigt um 0,2–0,5 Grad an und pendelt sich während der „Hochlage" auf diesem Niveau ein. Die Temperatur bleibt in etwa bis zur nächsten Periode erhöht. Ausgelöst wird der Temperaturanstieg durch Progesteron.

ZERVIXSCHLEIM

Auch Aussehen und Konsistenz des Zervixschleims (oder Muttermundschleim) sind nicht konstant, sondern verändern sich im Verlauf des Zyklus und geben Hinweise auf die Vorgänge im Körper. Der Zervixschleim kündigt den Eisprung an und erhöht die Überlebensfähigkeit und Fortbewegung von Spermien. Der alkalische Zervixschleim wirkt für Spermien wie ein Schutzmantel gegen das saure Milieu in der Vagina.

Nach der Menstruation fühlt sich die Vagina recht trocken oder nur leicht feucht an. Später dann verändert sich der Zervixschleim und wird trüb, weißlich oder gelblich, klumpig oder cremig, spinnbar oder fadenziehend. Sobald der Eisprung näher rückt, findet eine Veränderung statt: Die Menge des Zervixschleims nimmt zu, und er wird von der Konsistenz her klar und spinnbar (wie rohes Eiweiß).

Es ist sehr unterschiedlich, wie deutlich Frauen diese Veränderungen wahrnehmen. Je nach Hormonlage kann sich dieses Anzeichen auch im Lauf eines Lebens verändern. Viele Frauen berichten beispielsweise, dass sie nach der Geburt ihres ersten Kindes die Anzeichen stärker wahrnehmen konnten.

KALENDER

Natürlich gibt auch die Länge des Zyklus Aufschluss darüber, wo frau sich gerade im Zyklus befindet. Frauen, die ihren Zyklus im Kalender oder einer App dokumentieren, können besser abschätzen, wann sie fruchtbar sind. Als alleiniges Zeichen zur Berechnung des Eisprungs reicht dies aber nicht aus, sondern muss mit den beiden anderen beschriebenen Parametern (Zervixschleim und Temperatur) kombiniert werden.

Die erste Zyklushälfte variiert zwischen 10 und 20 Tagen, typischerweise findet der Eisprung um den 14. Zyklustag statt und beendet damit die erste Zyklushälfte. Die zweite Zyklushälfte dauert 10–14 Tage, sie ist bei Progesteronmangel kürzer. Im Kalender wird immer der erste Tag der Blutung als erster Tag des neuen Zyklus festgehalten. Der Zyklus endet mit dem letzten Tag vor der Blutung.

Eine wunderbare Methode, um den Zyklus genau im Blick zu haben und mit den inneren vier Jahreszeiten zu kombinieren, stelle ich im Journaling-Teil dieses Buches vor.

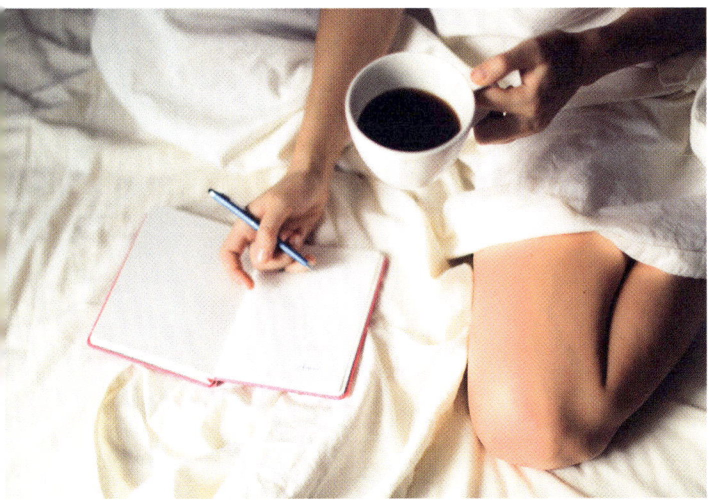

DAS BLUT

Beim Thema Blut gibt es die unterschiedlichsten Assoziationen – Saft des Lebens und Vitalität, aber auch Verletzung, Schmerz und Ekel sind hier nah beieinander. Frauen mit Regelblutung begegnen ihrem Blut und müssen sich damit auseinandersetzen. Frauen, die bisher wenig mit ihrem Körper in Kontakt waren oder die das Thema Menstruation als schambesetzt oder sehr negativ empfinden, möchten meist auch mit dem Blut nicht so viel zu tun haben. Tampons als Monatshygiene der Wahl sorgen dafür, dass frau möglichst wenig Blut sieht oder anfassen muss.

Meinen Beobachtungen nach erleben Frauen, die ihrer Menstruation positiv gegenüberstehen (oder sich mit ihr angefreundet haben) und einen guten Kontakt zu ihrem Körper haben, ihr Blut viel eher als Zeichen ihrer Fruchtbarkeit und ihres Frau-Seins.

BINDEN, CUPS & CO.

In den letzten Jahrzehnten waren Wegwerfbinden und -tampons für die meisten Frauen der Standard in der Menstruationshygiene. In den letzten Jahren hat sich im Zuge des gestiegenen Nachhaltigkeitsbewusstseins und eines achtsameren Umgangs mit Gesundheit viel getan, und den Frauen stehen viel mehr Möglichkeiten offen! Von Ökotampons über Stoffbinden, Menstruationstasse und Periodenunterwäsche ist für jede Frau etwas dabei.

Ich rate von herkömmlichen Tampons ab, da diese gebleicht sind und unterschiedliche Chemikalien enthalten. Diese können die Blutung verstärken oder schmerzhafter machen. Außerdem ist es wichtig zu wissen, dass Tampons für eine trockene Vaginalschleimhaut sorgen und somit ungünstiger bakterieller Besiedelung oder Vaginalpilz Vorschub leisten.

Hier die Möglichkeiten im Einzelnen:

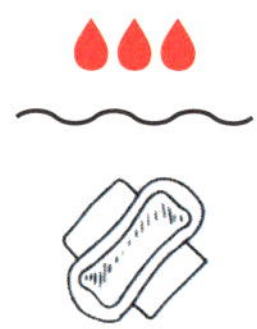

Stoffbinden sind eine traditionelle Möglichkeit, das Blut aufzufangen – sie sind bequem, ressourcenschonend und gesund. Es gibt dünne, dicke, kurze und lange. Manche nähen sie sogar selbst, aber es gibt inzwischen einige Hersteller, die sehr gute und langlebige Stoffbinden produzieren.

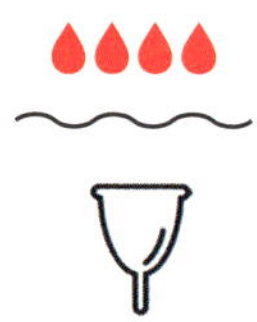

Menstruationstassen sind trichterförmige Silikonbecher, die das Blut im Körper auffangen. Je nach Blutungsstärke und Tassengröße müssen sie unterschiedlich häufig geleert werden.

Vorteil: Sie sind wenig störend und können auch eine stärkere Blutung auffangen. Manche Frauen kommen mit der Handhabung nicht klar oder haben ein Fremdkörpergefühl – am besten einfach ausprobieren. Eine Menstasse sollte genau ausgesucht werden, dazu gibt es im Netz die Möglichkeit, sich beraten zu lassen, z. B. über die Facebook-Gruppe „Menstruationstasse“ oder den Onlineshop „Ladyways“. Bei guter Pflege hält eine Menstruationstasse viele Jahre und ersetzt damit viele viele Wegwerfprodukte.

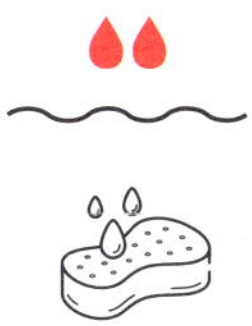

Menstruationsschwämmchen sind zugeschnittene Naturschwämme, die weich werden, sobald sie mit Flüssigkeit in Berührung kommen. Je nach Größe sind sie unterschiedlich stark saugfähig und mit normalen Tampons vergleichbar. Sie sind (begrenzt) wiederverwendbar, trocknen nicht aus, und viele Frauen mögen das Tragegefühl. Für eine sehr starke Blutung reichen sie nicht aus, und es ist auch zu beachten, dass es sich hier um ein tierisches Produkt handelt. Zwar werden die Schwämme so geschnitten, dass sie gut nachwachsen, trotzdem stellt sich hier die Frage nach Ethik und Nachhaltigkeit.

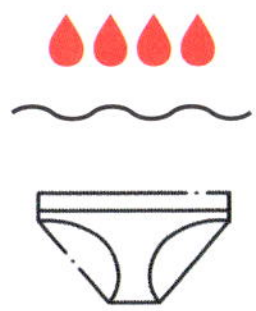

Periodenunterwäsche sind Slips mit eingenähter „Auffangstation“, also einer Verstärkung, die das Blut aufsaugt. Sie werden in der Waschmaschine gewaschen und sind dann bereit für den nächsten Einsatz. Bei starken Blutungen sind die Slips auch als zusätzlicher „Backup“ für Menstruationstassen oder Tampons vorteilhaft.

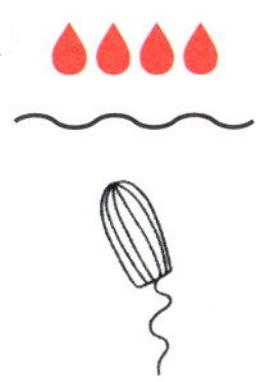

Biotampons oder -binden sind nicht gebleicht und haben damit keine schädliche Wirkung auf den weiblichen Organismus. Trotzdem gibt es ein paar Nachteile: Auch Ökobinden enthalten eine Kunststoffschicht, die ein ungünstiges Mikroklima erzeugt, wenn bakterielle Vaginosen oder Vaginalpilz ein Thema sind. Tampons sind wie erwähnt austrocknend und können Menstruationsschmerzen verstärken. Auch dies ist sehr individuell und muss ausprobiert werden. Da diese Produkte zum einmaligen Gebrauch vorgesehen sind, fällt viel Müll an.

Viele Frauen nutzen eine Kombi der verschiedenen Möglichkeiten je nach Alltagsstruktur (wo ist das nächste Klo?), Blutungsstärke und Wohlgefühl.

Bezugsquellen für die verschiedenen Alternativen zu Wegwerfbinden und -tampons findest du im Anhang (siehe Seite 140).

FREIE MENSTRUATION

Tatsächlich ist es mit einiger Übung auch möglich, ganz oder teilweise auf Menstruationsprodukte zu verzichten und das Blut kontrolliert abzugeben, wenn frau auf die Toilette geht oder sich im Freien befindet. Diese Methode erfordert ein sehr gutes Körpergefühl und ist nicht unbedingt für jeden Alltag und jede Frau geeignet (schwierig z.B. bei Beckenbodenschwäche). Frauen aus naturverbunden lebenden Gemeinschaften ist das freie Menstruieren schon sehr lang bekannt.

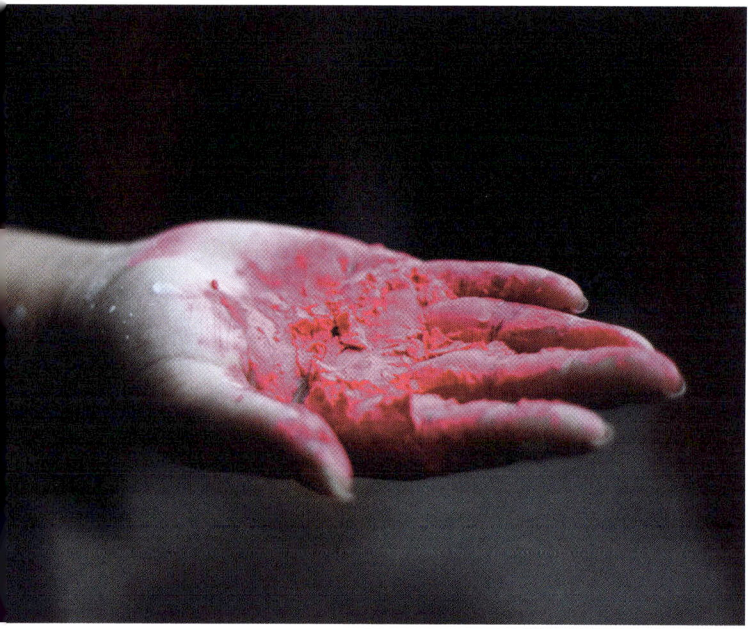

KULTURELLE BEDEUTUNG DER MENSTRUATION

Um die blutende Frau ranken sich viele Mythen und Bräuche. Auf der einen Seite gibt es die Überlieferung des roten Zeltes, in dem sich die Frauen einer Gemeinschaft bei Neumond treffen, um gemeinsam zu menstruieren und innezuhalten. Hier verbinden sie sich mit Mutter Erde und empfangen wertvolle Eingebungen für die gesamte Gemeinschaft.

Die Männer respektieren und ehren die Frauen in ihrer spirituellen Kraft. Die Tradition des roten Zeltes wird heute vielerorts wieder aufgegriffen und neu erschaffen.

In älteren Überlieferungen gibt es Berichte über die Verwendung von Menstruationsblut als Heilmittel.

Andererseits gibt es in vielen Religionen Regeln und Traditionen, die blutende Frauen vom Alltagsleben in unterschiedlich starker Ausprägung ausschließen. Sie dienen dazu, die Frauen zu kontrollieren, und legen nahe, dass der Menstruation eine besondere (negative) Kraft zugesprochen wird. Die Verbote betreffen z. B. den Geschlechtsverkehr, das Essen bestimmter Speisen oder das Betreten heiliger Orte. Oft ist vorgesehen, dass die Frauen diese Zeit abseits von den anderen verbringen, z. B. in Menstruationshütten.

Im Islam – wie auch im Christentum – gibt es den Glauben, dass die Menstruation die Strafe für die Verfehlung Evas sei. Je nach Auslegung des Korans ist es menstruierenden muslimischen Frauen verboten, eine Moschee zu betreten, den Koran zu berühren und am Ramadan mitzufasten. Eine Frau darf in dieser Zeit auch nicht am Pilgermarsch in die Heilige Stadt Mekka teilnehmen. Bekommt sie ihre Periode während des Marsches, muss sie vor den Toren der Heiligen Stadt umkehren. Erst nach ihrer Menopause darf sie die Reise wieder machen.

Im Alten Testament wird im Buch Levitikus im 15. Kapitel erklärt, dass die Frau sieben Tage unrein sei, „wer sie berührt, ist unrein bis zum Abend". Auch alles, womit die Frau in Berührung kommt, ist unrein. Wer mit diesen „verunreinigten" Dingen in Berührung kommt, „muss seine Kleider waschen, sich in Wasser baden und ist unrein bis zum Abend".

Auch in den Schriften des Christentums wird also deutlich, dass die Frau während der Menstruation eine negativ konnotierte Sonderrolle einnimmt und nicht am normalen Gesellschaftsleben teilnehmen sollte. Auch wenn diese „Regeln" so nicht immer umgesetzt wurden, prägen sie doch bis in die heutige Zeit hinein das Verhältnis von Frauen zu ihrem Körper und auch den Blick von Männern auf die blutende Frau.

DIE WECHSELJAHRE

WAS PASSIERT IM KÖRPER?

Schon etwa 7–10 Jahre bevor die Regel tatsächlich ausbleibt, beginnt im weiblichen Körper eine schleichende hormonelle Umstellung. Der Progesteronspiegel sinkt langsam, und je näher frau an die Menopause, die im Durchschnitt(!) mit 52 eintritt, heranrückt, desto eher kann es auch zum Ausbleiben von Eisprüngen kommen. In gewisser Weise ähnelt die Zeit vor der letzten Regel der Zeit nach der Menarche – die Blutung kann unregelmäßig sein, und Zyklen ohne Eisprung sind häufig. Der sinkende Progesteronspiegel sorgt bei vielen Frauen für eine unangenehmere zweite Zyklushälfte. Ist das Östrogen noch dominant, so kann die Blutung äußerst stark ausfallen. Erst im Verlauf des Wechsels sinkt auch das Östrogen, und wenn es unter einen bestimmten Schwellenwert fällt, bleiben die Eisprünge ganz aus.

Ob das nun mit 52, schon mit 46 oder erst mit 58 Jahren der Fall ist, ist wiederum sehr variabel. Frauen, die schon früh ihre erste Regel hatten, kommen tendenziell erst später in den Wechsel und gelten als „hormonstark". Andersherum kommen Frauen, die erst spät ihre Menarche hatten, eher früher in die Wechseljahre. Erkrankungen wie Myome oder Endometriose, die mit einem hohen Östrogenspiegel einhergehen, verbessern sich durch das natürliche Sinken des Östrogens. Mit sinkendem Östrogenspiegel finden sich auch häufig Scheidentrockenheit, eine schwindende Libido, eine veränderte Körperform und Haarausfall ein.

Etwa ein Drittel der Frauen im Wechsel berichtet von stärkeren Begleiterscheinungen wie Hitzewallungen, Schlafstörungen oder Stimmungsschwankungen. Ein weiteres Drittel erlebt leichte Symptome, und das letzte Drittel ist beschwerdefrei. Frauen, die zeit ihres fruchtbaren Lebens mit Symptomen zu tun haben, erleben oft auch schwierigere Wechseljahre. Natürlich sind auch jetzt die Hormone keine Einbahnstraße, sondern bilden zusammen mit der Lebenssituation und dem gesamten Gesundheitszustand ein komplexes Puzzle.

In den letzten Jahrzehnten wurden sehr viele Frauen mit synthetischen Hormonen therapiert, die den Östrogenspiegel künstlich aufrechterhalten. Die Gabe dieser Hormone wurde lange nicht infrage gestellt, bis sie mit steigenden Risiken für verschiedene Krebsarten in Verbindung gebracht wurde.

Heute hinterfragen glücklicherweise sehr viele Frauen dieses Vorgehen und verzichten auf eine Hormonersatztherapie (HET).

Praktisches Wissen: Die Beschwerden vor, im und nach dem Wechsel lassen sich mithilfe von hormonartig wirkenden Heilpflanzen wie Frauenmantel, Traubensilberkerze, Rotklee, Granatapfel und vielen anderen sehr gut begleiten. Tees, Tinkturen, Sitzbäder und Salben können, richtig eingesetzt, das Wechselbad der Hormone abfangen, bis die Frau wieder einen stabileren Hormonhaushalt hat.

TEE: EMBRACE YOUR CHANGE

ROTKLEEBLÜTEN	25 g
TAIGAWURZEL	20 g
FRAUENMANTELKRAUT	25 g
WEISSDORNBLÜTEN UND -FRÜCHTE	20 g
ALANTWURZEL	30 g
MELISSENBLÄTTER	20 g
	150 g

2–3 mal täglich 1 Tasse trinken, 1 TL pro Tasse dosieren und 10–12 Minuten zugedeckt ziehen lassen.

NEUAUSRICHTUNG

Die Wechseljahre fallen in eine Zeit, in der viele Frauen über ihren bisherigen Lebensweg Bilanz ziehen. Die Kinder sind – falls vorhanden – größer und brauchen nicht mehr so viel Aufmerksamkeit. Auch beruflich sind die meisten Frauen schon einen weiten Weg gegangen. Zeit also, auf die eigenen Bedürfnisse zu schauen und herauszufinden, ob die Lebensumstände noch dazu passen.

Viele Frauen fangen jetzt erst an, auf sich zu hören und den Status quo infrage zu stellen. Wenn dazu noch der Körper Signale gibt, die nicht zu ignorieren sind, bringt dies Klarheit und Konsequenz. Die Frau im Wechsel weiß um den Wert ihrer verbleibenden Lebenszeit. Sie möchte diese Zeit vielleicht mehr im Einklang mit ihren erworbenen Erfahrungen und Überzeugungen verleben. Viele Frauen entscheiden jetzt bewusster, wie sie ihre Energie einsetzen wollen.

DIE NEUE ROLLE

Nach den Wechseljahren wird der Frau in traditionell lebenden Gesellschaften eine neue Rolle zugeordnet – die der weisen Alten. Sie hat durch ihre lange Lebenserfahrung viel Weisheit angesammelt. Im Bezug auf den Zyklus bedeutet dies, dass sie alle vier Zyklusphasen in sich trägt und nun wählen kann, welche Energie sie zum jeweiligen Zeitpunkt lebt.

Manchmal lehnt sie sich auch an den Lauf des Mondes an, wenn der innere Kompass keinen Zyklus mehr vorgibt. Die Energie der weisen Frau ist einerseits kompromisslos und klar. Sie kann sich zeigen ohne Rücksicht auf das, was andere denken mögen. Andererseits hat sie traditionell den Platz der weisen Alten in der Gemeinschaft, die die Geschicke mitlenkt und ihre Erfahrung in den Dienst der Gruppe stellt. Sie hat viel zu geben und ist wichtig für die ethische Integrität und die Werte der Gruppe.

Diese respektierte, ehrende Position der Alten ist in den westlichen Gesellschaften kaum noch zu finden. Sie wird eher belächelt oder als Bürde angesehen. Oft wird Attraktivität fälschlicherweise immer noch mit Jugendlichkeit gleichgesetzt.

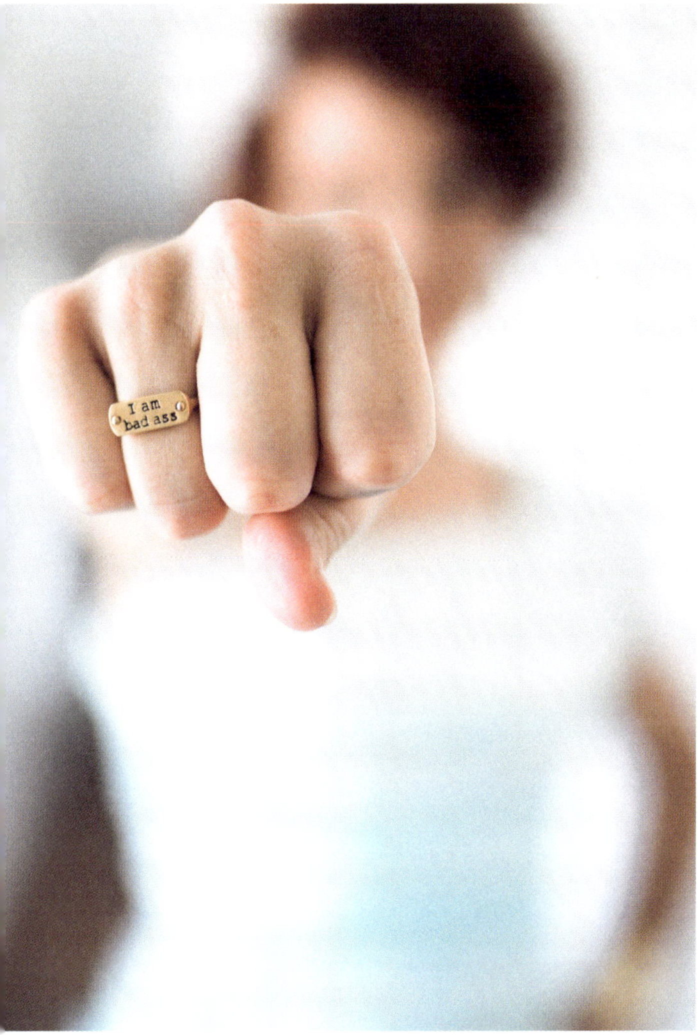
I am
bad ass

TEIL 2

DIE INNEREN VIER JAHRESZEITEN

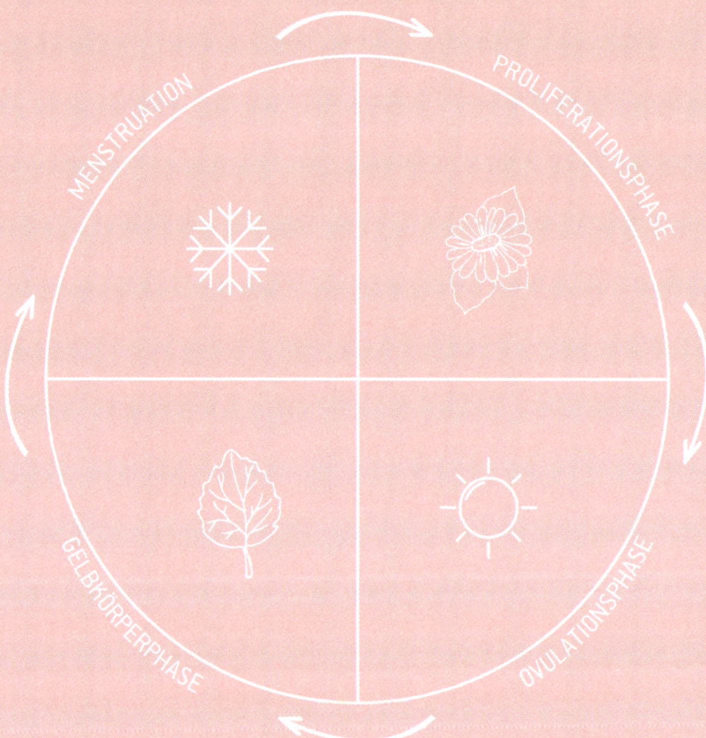

In Teil 2 stelle ich dir nun die inneren vier Jahreszeiten vor. In dem Modell des Jahreskreises, bezogen auf den weiblichen Zyklus, entspricht jede Jahreszeit einer Zyklusphase. Der Frühling beschreibt die Zeit ab dem Versiegen der Blutung bis kurz vor dem Eisprung. Der Sommer bewegt sich um den Eisprung herum, ca. drei Tage davor und drei Tage danach. Der Herbst schließt an für den Zeitraum bis zur Menstruation, die prämenstruelle Phase. Der Winter bringt die Blutung, beschreibt also die Zeit von Zyklustag 1 bis ca. Zyklustag 7.

Wie in der „äußeren" Jahreszeit hat auch jede innere Jahreszeit ihre eigene Superkraft, aber auch bestimmte Gefahren. Das Auf und Ab der Energien und Hormone haben Auswirkungen auf unsere Launen und unser Befinden. Wenn du deine inneren Jahreszeiten kennen- und lesen lernst, hast du einen zuverlässigen Kompass, der dir anzeigt, wo du dich innerlich gerade befindest und wie du gut für dich sorgen kannst.

Selbstfürsorge ist ein wichtiges Stichwort, wenn es um den weiblichen Zyklus geht. Denn nur wer die eigenen Bedürfnisse kennt (und hier liefern uns die Zyklusphasen wertvolle Hinweise), kann seine (bzw. ihre) Ressourcen gut pflegen, gesunde Grenzen setzen und mit den verschiedenen Energien mitfließen. Dieser Prozess führt zu Selbsterkenntnis, Akzeptanz und liebevollem Umgang mit sich selbst – und in der Folge ganz natürlich auch mit anderen – und zu einem Zuwachs an Kraft. Viele Frauen entdecken während dieses Prozesses, wie sie ihr Leben anders gestalten möchten, wohin sie ihr Bauchgefühl zieht und wo ihre Kraftquellen liegen. Viel Spaß und etwas Geduld wünsche ich dabei!

DER FRÜHLING

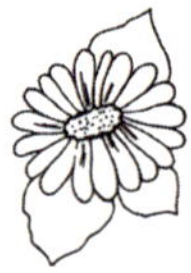

Der Frühling ist die Zeit der frischen, jungen Triebe, die zart und zugleich kraftvoll durch die Erdkruste stoßen. Die Sonne geht jeden Tag etwas früher auf und strahlt ein wenig wärmer, sie weckt uns auf und macht Lust auf einen Neuanfang! Überall beginnt es, zu grünen und zu wachsen – kleine Knospen und Blätter, wohin du schaust. Auch unser Stoffwechsel kommt in Gang, wir fühlen uns vielleicht kraftvoller und schauen neugierig auf neue Ideen und Projekte. Bis zum Sommer steigen nun die Wärme und die Sonnenkraft immer weiter an (mit kleineren Aufs und Abs zwischendurch) und bringen alles zum Wachsen und Blühen.

Im Zyklus beginnt der innere Frühling um Zyklustag 6–9, je nachdem, wie lange du blutest und wie du dich fühlst. Im „Bilderbuchzyklus" von 28 Tagen beginnt der Frühling am Zyklustag 7 und dauert ca. bis zum Zyklustag 14. Aber wie im Frühling in der Natur ist dies kein plötzliches Ereignis. Der Frühling kommt langsam und wird dann immer deutlicher spürbar. Zu Beginn ist es draußen noch sehr frisch und kühl, vielleicht gibt es noch Bodenfrost. Je mehr Kraft das Licht bekommt, desto mehr trauen sich Knospen und Blätter nach draußen.

So verhält es sich auch im Zyklusfrühling – zunächst fühlen wir uns vielleicht noch etwas unsicher und zurückhaltend, wie nach einer langen Ruhephase eben. Nach und nach werden neue Kräfte spürbar, wir haben mehr Energie, um die Welt zu entdecken und nach draußen zu gehen.

Die Energie des Zyklusfrühlings entspricht dem zunehmenden Mond – nach dem Neumond, der für den Zykluswinter steht, und vor dem Vollmond, der der Eisprungphase des Sommers zugeordnet ist. Die Energie im Körper ist dementsprechend ansteigend bis zum Eisprung.

DIE FRÜHLINGSENERGIE

Die Qualität der Frühlingsenergie ist der Neuanfang – Zeit für neue Projekte! Wir haben vielleicht verschiedene Ideen oder neue Blickwinkel auf bereits bekannte Themen. Eine gute Konzentration und Zielstrebigkeit machen es uns leicht, neue Dinge auch anzugehen. Die optimale Zeit also, um mit neuer Ausrichtung anzufangen und mit frischer Kraft Dinge umzusetzen!

In dieser Phase sind die meisten Frauen eher nach außen gewandt und bewältigen ihre alltäglichen Aufgaben und Routinen mit zunehmender Leistungsfähigkeit. Die neu gewonnene Kraft hilft uns, mit Leichtigkeit unser Berufsleben, die Partnerschaft oder Familienangelegenheiten zu meistern. Vielleicht nutzen wir diese Phase, um endlich etwas neu zu organisieren oder klare Prioritäten zu setzen.

Auch eigene Ideen, Visionen und Träume haben im Zyklusfrühling ihren Platz – vielleicht haben wir aus dem letzten Zykluswinter Inspirationen mitgebracht und können diese nun wachsen und konkret werden lassen. In dieser Zeit geht es eher um das eigene Vorankommen und weniger um andere. Am besten können wir diese Phase leben, wenn wir aufhören, Schuldgefühle für unsere „eigennützigen" Projekte zu haben, und mit voller Kraft unsere Ziele und Träume angehen. Der Verstand ist sehr aktiv und verleiht uns viel Konzentration und Zielstrebigkeit. Dies ist auch eine gute Zeit für Seminare oder Vorträge, denn wir können gut lernen und aufnehmen.

Körperlich fühlen wir uns energiegeladen, kräftig, geschmeidig und voller Tatendrang – es sei denn, die Menstruation war sehr stark und kräftezehrend (dazu mehr im Teil zum Zykluswinter). Dann zieht sich die Müdigkeit eventuell bis in den inneren Frühling hinein, und wir kommen gar nicht so recht hoch.

Dies ist die Phase im Zyklus, in der wir am meisten dem entsprechen, was die Arbeitswelt oder die Gesellschaft von uns erwartet – leistungsfähig, aktiv und schnell zu sein und zu handeln. Viele Frauen fühlen sich deshalb hier am wohlsten und haben das Gefühl, so sollten sie immer sein – voller Energie und gut „funktionierend"! Wenn es dann im inneren Herbst und Winter ganz anders läuft, sind sie enttäuscht von sich und denken, etwas stimmt mit ihnen selbst nicht. Dabei ist die Frühlingsfrau eben nur ein Teil unseres Seins und ergänzt sich perfekt mit all den anderen Anteilen, die ebenso ihren Platz brauchen.

Eine Aufgabe im Zyklusfrühling ist es, die neu gewonnene Energie gut für unsere Ziele einzusetzen und einzuteilen, ohne gleich alle Kraft zu verschießen. Wenn wir es im Frühling übertreiben, ereilt uns im inneren Sommer oft eine starke Müdigkeit. Auch wenn viel Energie da ist – wir müssen sie über den Zyklus halten und sollten auch jetzt schon für (wenigstens kurzes) Innehalten und Pausen sorgen. Wenn wir hier gut für uns sorgen, können wir den ganzen Zyklus von der Energie zehren, und die Wahrscheinlichkeit für einen starken Energieabfall in der zweiten Zyklushälfte sinkt.

Wenn du während deiner Periode, im inneren Winter, wenig Zeit für Ruhe hattest oder sogar sehr viel arbeiten musstest, dann kann es sein, dass du nicht gut in den Frühling „hineinkommst". Deine Kraft wurde nicht durch eine Pause aufgefüllt und steht dir daher nicht zur Verfügung – gerade dann ist es wichtig, Mitgefühl zu sich zu entwickeln und zu akzeptieren, dass es eben gerade so ist. Dann kannst du die Ruhe vielleicht noch ein wenig nachholen und für die nächste Blutung schon jetzt eine Pause einplanen (wenn es die Regelmäßigkeit des Zyklus zulässt).

DIE FRÜHLINGSFRAU – ARCHETYP DER JUNGFRAU/MAID

Zeit der Präovulation (nach der Menstruation/vor der Ovulation)
Zunehmender Mond
Dynamische Phase

Der innere Frühling steht für die Zeit der Ausrichtung und des Erwachens. Mit frischer Kraft unterstützt uns diese Phase dabei, die eigenen Ziele umzusetzen. Die Konzentrationsfähigkeit ist optimal für die Bewältigung von Aufgaben, in denen wir Kraft und Durchhaltevermögen benötigen.

Die Energie kann auch als männlicher Aspekt des Weiblichen bezeichnet werden, weshalb es uns leichter fällt zu analysieren, zu organisieren und Prioritäten zu setzen.

Eine Frau, die den Aspekt der Jungfrau sehr stark lebt, kann sich als sehr karrierebewusst und ehrgeizig zeigen. Die Frau ist unabhängig, und es fällt ihr unter Umständen schwer, sich einer Partnerschaft ganz hinzugeben.

Die Frühlingsfrau repräsentiert die Zeit, bevor das Ei springt. Sie steht für die junge Frau, die ihre Energien auslebt und ihre Sexualität genießt.

ANFORDERUNGEN IM ZYKLUS-FRÜHLING

Oft zeigen sich Themen aus der Zeit im Leben, für die eine Zyklusphase steht. Dies ist jedes Mal eine Chance, Aspekte von sich selbst anzusehen und alte Gefühle aufzulösen, die uns begrenzen. Im inneren Frühling geht es um das junge Mädchen in uns. Auch wenn wir schon lang menstruieren, gibt es diesen Anteil des jungen Mädchens in uns, der uns begleitet. Dieser Anteil spüren wir oft besonders im Zyklusfrühling. Die Frühlingsfrau ist die junge Frau, die gerade erwachsen geworden ist. Sie entdeckt ihr Leben neu und möchte es nach ihren Vorstellungen modellieren. Wie wir uns im Zyklusfrühling erleben, hat viel damit zu tun, wie wir uns in unserer eigenen Jugend gefühlt haben. Wie ging es uns mit unserer erwachenden Weiblichkeit und Sexualität, wie durften wir uns in der Pubertät neu erfinden? Wurden wir ernst genommen, wertgeschätzt und haben Freiräume erkunden dürfen? Oder wurden wir verunsichert, bewertet, waren einsam oder sogar selbstdestruktiv? Ein selbstdestruktives Verhalten äußert sich bei jungen Mädchen und Frauen oft mit dem Versuch, Kontrolle über den eigenen Körper zu bekommen. Essstörungen aller Art, die häufig vorkommen, sind hier einzuordnen.

In der Naturheilpraxis begegnen mir auffallend viele Frauen, bei denen ein PCOS (polyzystisches Ovarialsyndrom, siehe Seite 40) diagnostiziert wurde oder die niemals einen Zyklus entwickelt haben und bei denen sich in der Geschichte Essstörungen in der Pubertät finden. Die Unterernährung, der innere Mangel, hat natürlich Auswirkungen auf das Hormonsystem, aber auch weit darüber hinaus. Bei vielen Frauen bleibt ein negatives Verhältnis zur eigenen Weiblichkeit und Körperlichkeit zurück. Hier kann die Arbeit mit dem eigenen Zyklus eine Tür öffnen, wieder mit sich selbst auf eine zugewandte und liebevolle Weise in Kontakt zu kommen.

Die junge Frau in uns kann sich im Zyklusfrühling auch als Verunsicherung in Bezug auf Neues, als Schüchternheit oder Ängstlichkeit zeigen. Wenn du beispielsweise viele Ideen im Zyklusfrühling hast, aber immer zögerst, damit den nächsten Schritt zu gehen, dann könnte es sein, dass dein inneres junges Mädchen noch etwas Zuwendung braucht. Auch Themen wie Berufsfindung oder Schwierigkeiten, den eigenen Weg zu gehen, gehören in die Phase der Jungfrau.

Der Beginn der zyklischen Lebensphase, die Menarche, ist ebenfalls prägend für den Blick auf die eigene Weiblichkeit. Viele Frauen haben ihre erste Periode eher negativ erlebt, in den seltensten Fällen gab es einen Blumenstrauß oder sogar ein Fest. Manche Frauen wurden von der eigenen Mutter bemitleidet, jetzt auch den monatlichen Schmerzen ausgeliefert zu sein, andere fühlten sich mit diesem neuen Phänomen im Körper allein gelassen oder dachten, sie hätten eine Verletzung. Viel Angst und Scham haben hier ihren Ursprung. Frauen hingegen, die beglückwünscht wurden, eventuell sogar von beiden Elternteilen, erlebten sich als Frau wertgeschätzt und waren stolz darauf, nun dazuzugehören. Im Buchteil zur Menarche findest du praktische Anregungen dazu, wie du auch im Nachhinein deine eigene kleine Menarchefeier durchführen kannst.

BESCHWERDEN UND HILFE AUS DER NATUR

Zu jeder Zyklusphase findest du in diesem Teil Hinweise, wie du deinen Körper mit Mitteln aus der Naturheilkunde unterstützen kannst. Im Zyklusfrühling geht es den meisten Frauen körperlich am besten. Trotzdem gibt es gesundheitliche Themen, die hier ihren Platz haben. Frauen, die keinen Zyklus haben – z. B. nach einer langen Phase der hormonellen Verhütung –, finden nachfolgend einige Anregungen.

Manche Frauen haben nach der Menstruation vermehrt mit einer juckenden und brennenden Vagina oder einer vaginalen Pilzinfektion zu tun. Auch dazu gibt es aus der naturheilkundlichen Apotheke Tipps. Bitte lasse jedoch solche Symptome von frauenärztlicher Seite abklären.

PCOS – das polyzystische Ovarialsyndrom

PCOS ist eine Stoffwechselstörung mit Nähe zum metabolischen Syndrom. Um die Bedingungen für eine Diagnose zu erfüllen, müssen mindestens zwei der folgenden Symptome zutreffen (Rotterdam-Kriterien von 2003):

* Veränderungen im Hormonhaushalt mit Zyklusstörungen oder ausbleibender Menstruation (chronische Anovulation)
* Hinweise auf eine Hyperandrogenämie: erhöhte Testosteronwerte, vermehrte Körper- und Gesichtsbehaarung, Neigung zu Akne und Haarausfall
* Auftreten von perlschnurartiger Zystenbildung an den Eierstöcken. Im Ultraschall sind viele aneinandergereihte Zysten in den oft vergrößerten Eierstöcken zu sehen (= polyzystische Ovarien). Im Verlauf kann die Eierstockfunktion aufgrund des zystischen Umbaus nachlassen, die Eierstöcke bilden immer weniger Östrogene.

POST-PILL PROBLEMS – WENN DER EISPRUNG AUF SICH WARTEN LÄSST

Du hast lang hormonell verhütet, und dein Zyklus kommt nicht so recht in Gang? Vielleicht hat deine Frauenärztin bei dir PCOS diagnostiziert und dir empfohlen, wieder die Pille einzunehmen. Oder bei dir wurde schon länger PCOS diagnostiziert und du möchtest etwas für deine hormonelle Balance tun. Vielleicht willst du auch schwanger werden und hast angefangen, deinen Zyklus zu beobachten. Dabei hast du bemerkt, dass dein Eisprung sich gern Zeit lässt oder dein Zyklus sehr unregelmäßig ist.

Alle genannten Themen haben gemeinsam, dass der Körper nicht genügend weibliche Hormone produziert, um einen regelmäßigen Eisprung hervorzubringen. Oft finden sich in der Vorgeschichte eine frühe Einnahme der Pille oder längere Zeiten der hormonellen Verhütung. Auch Essstörungen, ein zu niedriger Fettanteil am Körpergewicht oder zu geringes Gewicht und Leistungssport können Faktoren sein, die das hormonelle Gleichgewicht empfindlich stören. Auch die Erfahrung sexualisierter Gewalt oder andere traumatische Erfahrungen können dazu führen, dass die verletzte Weiblichkeit sich in dieser Form äußert.

Ein Lebensstil mit wenig Schlaf und wenig Pausen, häufigen Reisen und unregelmäßiger Ernährung sowie Stress und hoher Leistungsdruck in der Arbeit können ebenfalls dazu führen, dass der Körper aus dem Takt gerät und die Fortpflanzung (denn dafür ist der Zyklus biologisch gesehen da) nicht zu seinen Prioritäten gehört. Ein Leben, das von zu viel Aktivität und Zeitdruck geprägt ist, erfordert die häufige Ausschüttung von Stresshormonen. So bleiben einerseits zu wenig Bausteine für die weiblichen Hormone übrig, andererseits ist der Körper auf „Überleben" gepolt und aktiviert dafür übermäßig häufig den sympathischen Teil des Nervensystems (Sympathikus). Für ein hormonelles Gleichgewicht braucht es aber auch regelmäßige Zeiten, in denen das Nervensystem „runterfährt" und der Parasympathikus aktiv ist, der Verdauung, Entspannung und Regeneration steuert.

Alles, was Rhythmus im Leben fördert, ist also günstig! Entspannungszeiten mit regelmäßigem Schlaf sind Grundvoraussetzung dafür, dass der Körper hormonell in die Balance kommt. Regelmäßige warme Mahlzeiten und eine Alltagsstruktur, die vorhersehbar ist und Pausen enthält, sind gleichfalls wichtig.

Wenn diese Voraussetzungen erfüllt sind oder zumindest der Versuch besteht, hier mehr für sich zu sorgen, so ist das schon die halbe Miete. Zusätzlich kannst du deinen Körper mit Helfern aus der Natur unterstützen. Oft braucht es einige Impulse, die dafür sorgen, dass der Körper wieder mehr weibliche Hormone produziert.

PFLANZLICHE HILFE FÜR ENTGIFTUNG UND STÄRKUNG DER HORMONDRÜSEN

Aus der traditionellen Pflanzenheilkunde sind viele Pflanzen bekannt, die die Funktion der Hormondrüsen anregen und die Leber unterstützen. Jede Unterstützung bei PCOS bzw. ausbleibendem Eisprung sollte damit beginnen, die Organe Niere und Leber zu unterstützen, sodass der Körper Umweltgifte und Fremdhormone (z. B. nach dem Absetzen der Pille) gut ausscheiden kann. Ist die Leber überlastet, so kann sie ihre Aufgaben in der Hormonsynthese nicht ausreichend wahrnehmen. Eine gesunde Leber ist daher die Voraussetzung für ein ausgeglichenes Hormonsystem. Nach der erfolgten Entgiftung wirken erfahrungsgemäß alle Impulse stärker, z. B. eine nachfolgende Unterstützung des Eisprungs.

Heilpflanzen wie Löwenzahn, Mariendistel, Schafgarbe, Storchenschnabel, Brennnessel, Goldrute und Gundelrebe sind klassische Entgiftungspflanzen. Als Tee über mehrere Wochen getrunken, unterstützen sie den Ausleitungsprozess. Auch als Tinkturen können diese Pflanzen verabreicht werden.

Im Anschluss daran kann sich die Selbstbehandlung darauf konzentrieren, den Bauchraum zu erwärmen und die Eierstockfunktion zu unterstützen. Hierzu eignen sich die Heilpflanzen Beifuß, Angelikawurzel, Schafgarbe und auch Frauenmantel zum hormonellen Ausgleich.

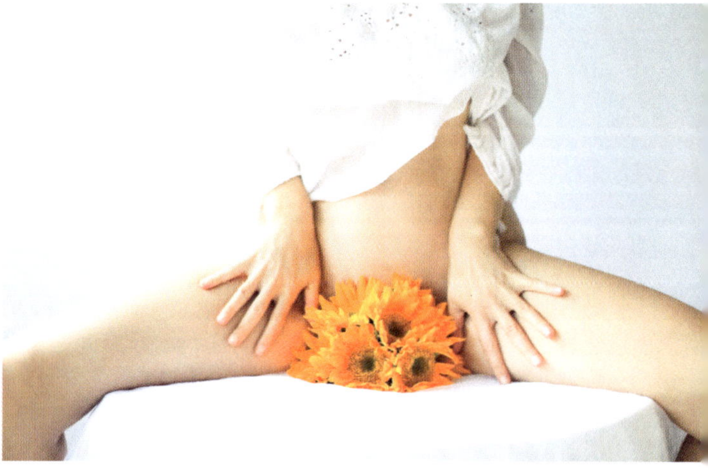

Günstig sind sogenannte Zyklustees, angepasst für die erste und zweite Zyklushälfte, und Urtinkturen von Einzelpflanzen. Sollte kein eigener Zyklus festzustellen sein, können die Mondphasen als Vorgabe genutzt werden. Bei zunehmendem Mond werden die Tinkturen und Teemischungen für die erste Zyklushälfte gegeben, bei abnehmendem Mond die entsprechenden Mischungen für die zweite Zyklushälfte.

Das Präparat Phyto-L der Firma Steierl hat die Anregung der Hypophysenfunktion zum Ziel und ist gemeinsam mit der Urtinktur des Frauenmantels (z. B. Ceres Alchemilla-Urtinktur), eine wunderbare Kombi, um den weiblichen Hormonhaushalt zu stärken.

Gute Erfahrungen liegen mit der Anwendung von Myo-Inositol, auch in Kombination mit Folsäure vor. Diese körpereigene Substanz kann die Testosteronkonzentration im Körper (erhöht bei PCOS) senken und den Progesteronspiegel erhöhen. Es finden unter der Einnahme wieder mehr Eisprünge statt.

Weiterhin ist es ratsam, Vitamine und Spurenelemente zuzuführen, die nicht ausreichend durch die Ernährung abgedeckt werden und eventuell durch eine vorherige Pilleneinnahme in den Mangel geraten sind. Dazu zählen Vitamin D, Omega-3-Fettsäuren, Chrom, Zink, Magnesium und die B-Vitamine.

Die Erfahrungen in meiner naturheilkundlichen Praxis zeigen, dass die Begleitung von PCOS Geduld und eine hohe Eigenmotivation der betroffenen Frau braucht. Mit ganzheitlichen Maßnahmen, die Körper und Seele gleichermaßen unterstützen, sowie einer Veränderung des Lebensstils mit mehr Rhythmus und Zeiten der Regeneration kann sich der Hormonhaushalt wieder einpendeln, und regelmäßige Eisprünge können stattfinden.

REZEPT 1:

Tee zur Unterstützung der Entgiftung des Hormonsystems:

STORCHENSCHNABELKRAUT	25 g
LÖWENZAHNWURZEL UND -KRAUT	30 g
GOLDRUTENKRAUT	25 g
BRENNNESSELBLÄTTER	20 g
SCHAFGARBENKRAUT	20 g
BIRKENBLÄTTER	20 g
	140 g

1 TL pro Tasse dosieren, tägl. 2–3 Tassen trinken über 6 Wochen.

REZEPT 2:

Für die erste Zyklushälfte, um den Eisprung anzuregen:

ANGELIKAWURZEL	20 g
BEIFUSSKRAUT	35 g
LIEBSTÖCKELWURZEL	15 g
FRAUENMANTELKRAUT	15 g
EISENKRAUT	15 g
HIMBEERBLÄTTER	20 g
	120 g

1 TL pro Tasse dosieren, tägl. 2–3 Tassen trinken, etwa von Zyklustag 4–14 oder bei zunehmender Mondphase.

REZEPT 3:

Für die zweite Zyklushälfte, um die Gelbkörperphase zu unterstützen:

FRAUENMANTELKRAUT	35 g
SCHAFGARBENKRAUT	25 g
MELISSENBLÄTTER	20 g
BRENNNESSELBLÄTTER	15 g
PASSIONSBLUMENKRAUT	15 g
	120 g

1 TL pro Tasse dosieren, tägl 2–3 Tassen trinken, etwa von Zyklustag 15–28 oder bei abnehmender Mondphase.

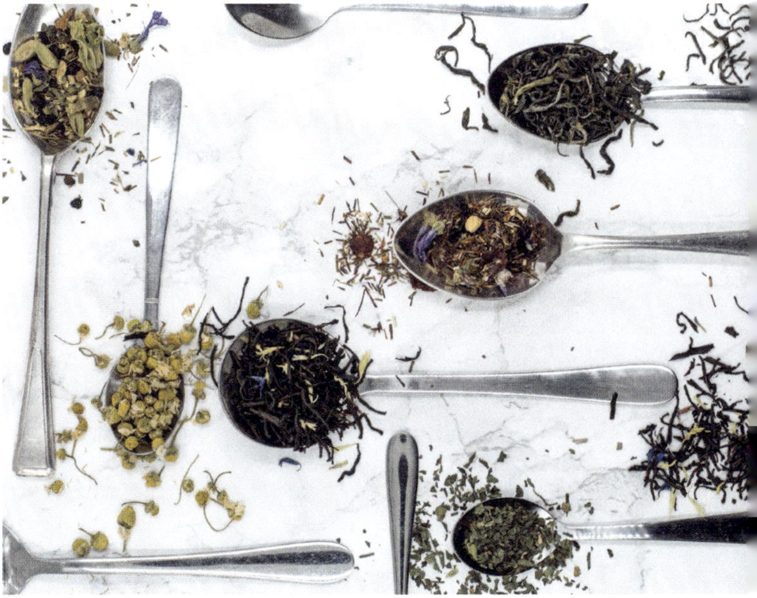

WAS TUN BEI SCHEIDENPILZ UND VAGINOSE?

Viele Frauen können ein Lied davon singen – immer wieder juckt und brennt es, oft verstärkt nach der Periode. Der pH-Wert ist zu dieser Zeit verändert, und auch die Benutzung von Tampons oder das durch Binden entstehende Mikroklima kann die Entstehung von Scheidenpilz oder einem bakteriellen Ungleichgewicht begünstigen.

Klassisch wird ein Scheidenpilz mit einem Fungizid behandelt, welches zwar kurzfristig den Pilz vernichtet, aber nicht ursächlich wirkt. Bakterielle Vaginosen werden recht häufig mit Antibiotikakuren behandelt, auch hier ist der Erfolg meist nur sehr kurz. Oft wechseln sich die beiden Zustände ab, sodass nach der Antibiotikabehandlung der Vaginose sofort der Pilz kommt (aufgrund der durch die Antibiose geschwächten Darm- und Scheidenflora) und nach der Pilzbehandlung bald die nächste Vaginose.

Um aus diesem Kreislauf auszubrechen oder auch dann, wenn du nur gelegentlich dazu neigst, gibt es viele Maßnahmen, um den Körper zu unterstützen. Wichtig ist es, nicht nur lokal zu behandeln, denn eine gesunde Vaginalflora hat etwas mit Ernährung, Lebensstil und der Betrachtung der zugrundeliegenden Themen zu tun.

SO ENTSTEHEN PILZ- UND VAGINALE INFEKTIONEN

Der ideale pH-Wert der Vagina liegt bei 4,0–5,0, hier herrscht also ein saures Milieu. Dieses saure Milieu ist der ideale Puffer gegen Eindringlinge von außen. Die „gesunden" Milchsäurebakterien (Döderleinbakterien) sorgen dafür, dass dieses saure Milieu aufrechterhalten wird, sie müssen also in ausreichender Zahl vorhanden sein, um ihren Job zu erledigen. In bestimmten Situationen verändert sich das saure Milieu, z. B. während des Eisprungs, während der Menstruation (hier steigt der pH-Wert durch das Blut auf 5,8–6,8), durch Spermienflüssigkeit (alkalisch!), in der Schwangerschaft und durch die Einnahme von hormonellen Verhütungsmitteln oder Antibiotika. Wenn eine dieser Voraussetzungen gegeben ist und dazu noch ein geschwächtes Immunsystem kommt (z. B. erhöhter Stress, Schlafmangel oder vermehrter Kontakt mit Pilzen und Bakterien wie im Schwimmbad, vitalstoffarme Ernährung, Entzündungen im Körper), hat frau schwuppdiwupp einen Pilz oder eine bakterielle Infektion. Der Ausfluss verändert sich, bei Pilz ist er weiß und krümelig wie Hüttenkäse, und es juckt und brennt, bei bakteriellen Infektionen – je nach Bakterium – ist der Ausfluss gelblich oder grünlich und riecht verändert. Auch hier können Schmerzen, Jucken und Brennen mit von der Partie sein. Alles in allem also sehr unangenehm.

Diagnostiziert wird der Pilz oder die Infektion normalerweise durch einen Abstrich und eine sofortige Diagnose nach Betrachtung unter dem Mikroskop oder durch ein Labor. Meist werden dann Pilzcremes mit dem Wirkstoff Clotrimazol verordnet oder eine Antibiose. Leider ist die Wirkung oft nicht von Dauer und einige Frauen haben schon viele Runden mit diesen Behandlungen hinter sich. Übrig bleibt häufig eine chronische Infektion mit resistenten Erregern.

Was du akut tun kannst

Im Akutfall gibt es einige bewährte Möglichkeiten, wie du deine Vaginalflora unterstützen kannst. Wichtig ist vorab aber eine Diagnose, damit du weißt, womit du es zu tun hast!

Bei leichten Fällen oder wenn du spürst, das etwas im Anmarsch ist, kannst du das saure Milieu der Scheide mit Essigspülungen und Milchsäurekuren aufbauen. Für eine Essigspülung nimmst du 2 EL Bioobstessig auf ½ l Wasser und spülst damit 2-mal täglich die Scheide. Dabei lagerst du das Becken möglichst flach.

Eine Milchsäurekur kannst du mit Zäpfchen aus der Apotheke durchführen, z. B. Vagiflor, Vagisan etc. Frage einfach nach Vaginalzäpfchen mit Milchsäure.

Ein Sitzbad ist ebenfalls eine wunderbare Möglichkeit, dazu nimmst du 2 Handvoll Ringelblumenblüten (alternativ 2–3 TL Calendula-Essenz von Weleda) oder 1 EL Eibischblätter auf 1 l kochendes Wasser, lässt es 15 Minuten ziehen und gibst es zu deinem Sitzbad (am besten in einer Plastikwanne).

Auch die „Rosenzäpfchen" nach Margret Madejsky sind sehr empfehlenswert, sie werden von manchen Apotheken hergestellt (z. B. Limes-Apotheke, Zietenapotheke).

Eine gesunde Flora pflegen

Um den Körper dauerhaft zu stärken, sind eine gesunde Darmflora und ein starkes Immunsystem die Voraussetzung dafür, dass Vaginalinfektionen keine Chance haben. Eine basenreiche Ernährung, der Aufbau der Darmflora mit Probiotika und Heilpflanzen wie Ringelblume, Taubnessel, Schafgarbe oder Zinnkraut als Tee getrunken sind eine tolle Kombi. Bei der Ernährung besonders Weißmehl, Zucker und koffeinhaltige Getränke sowie Alkohol meiden. Das Immunsystem lässt sich auch mit einer Kur mit Kapuzinerkresse stärken (Tropaleum Majus-Urtinktur der Firma Ceres über 6 Wochen täglich 3-mal 5 Tropfen in etwas Wasser einnehmen).

Wo ist meine Grenze?

Neben der körperlichen Behandlung ist meiner Erfahrung nach ein Blick auf die emotionalen Themen hinter der Infektion wichtig. Es lohnt sich, einmal nachzuforschen, was diese Erkrankung oder Neigung mit dem Thema Nähe und Grenzen zu tun hat. Sehr häufig ist das Signal des Körpers ein unausgesprochenes „Nein", weil etwas bei einem sexuellen Kontakt oder in der Partnerschaft nicht zu 100% stimmig war. Die Vagina hat einen äußerst feinen Sensor dafür, wenn etwas nicht ganz passt, und lässt uns dies, wenn wir nicht ausreichend auf uns achten, gern mit solchen Symptomen wissen.

Du kannst am allerbesten selbst herausfinden, was dir dein Körper sagen möchte. Überprüfe auch einmal, ob du dich in einem Lebensbereich sehr übernommen hast und dir vielleicht dort eine Abgrenzung schwer gefallen ist.

Selfcare-Ideen für die Frühlingszeit

* Erdende Fußmassage: Massiere dir selbst die Füße mit einem Wildrosenöl.
* Den Boden spüren: Laufe täglich für einen Moment barfuß über Gras, egal zu welcher Jahreszeit.
* Ausflug ins Neue: Unternimm einen Ausflug zu einem unbekannten Ort und genieße die neuen Eindrücke.

DO'S AND DON'TS IM ZYKLUSFRÜHLING

Do

* Intensiver Sport wie Joggen, Konditionstraining, Schwimmen
* Etwas für deine Gesundheit tun, z. B. Süßigkeiten durch gesunde Snacks ersetzen
* Socializing: Triff eine alte Freundin oder verabrede dich mit jemanden, den du noch nicht gut kennst
* Brainstormen & Ziele aufschreiben
* Organisieren: Plane die kommenden drei Wochen mit Blick auf deinen Zyklus
* Ein neues Buch oder eine Weiterbildung beginnen

Don't

* Repetitive Tätigkeiten wie z. B. Abrechnungen
* Aufräumen
* Sitzungen oder Gespräche, die sehr viel Geduld erfordern

REZEPTTIPP:

Salat mit gerösteten Kürbiskernen und Leinsamen sowie Küchenkräutern, mit Radicchio, etwas Ziegenkäse, Datteln

Achtsamkeit für den Körper:

* Jetzt ist der richtige Zeitpunkt für eine neue Routine: Brause nach der morgendlichen Dusche noch einmal mit kaltem Wasser Arme und Beine oder sogar den ganzen Körper ab!
* Rosenwasser-Spray: 2–3 Spritzer auf das Gesicht vor dem Auftragen der morgendlichen Pflege zaubern Frische und rosigen Glanz in dein Gesicht.

DER SOMMER

Sommer – die Jahreszeit, die (fast) alle lieben! Die Sonne hat ihre volle Kraft erreicht, und die Tage sind hell, lang und meist schön warm. Das Grün der Bäume und Wiesen ist satt und stark, Insekten schwirren herum und fliegen von Blüte zu Blüte. Sinnlichkeit liegt in der Luft! Die ersten Beerenfrüchte sind reif, und wir schwelgen in süßem Obst, schlecken Eis oder genießen vielleicht sogar einen Urlaub, wenn die Hitze am größten ist. Manchmal ist es auch etwas zu heiß, und wir suchen Abkühlung im Wasser oder im Schatten.

Im weiblichen Zyklus entspricht diese Zeit der Woche um den Eisprung herum, also Zyklustag 14–21. Die Energie im Körper erreicht ihren Höhepunkt, wenn das Ei springt und die Frau fruchtbar ist – es kann aus dieser Fülle sogar ein neuer Mensch entstehen.

Typischerweise fühlst du dich im Sommer energiegeladen und gehst mit Freude an alles heran, was bevorsteht. Du hast Lust, dich mit Menschen zu umgeben und auszutauschen. Es geht nicht mehr nur um das Persönliche, wie im Frühling, sondern um ein Wir-Gefühl.

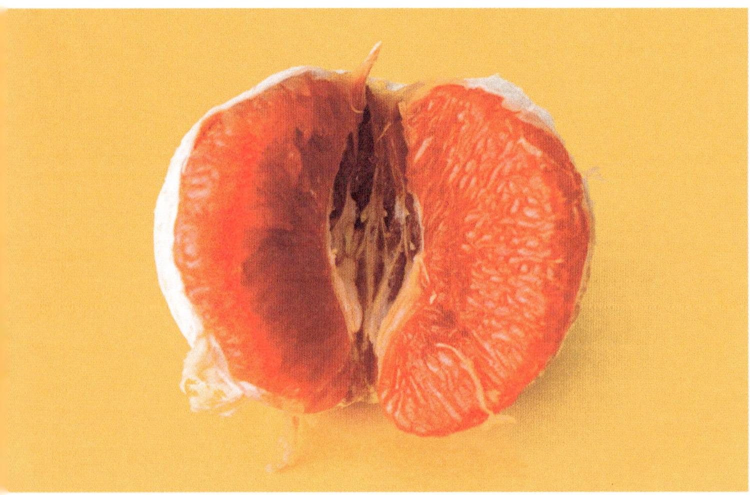

Auch auf die Sexualität trifft das zu, viele Frauen spüren um den Eisprung mehr Lust und fühlen sich sehr sinnlich und offen. Auch biologisch betrachtet macht das natürlich Sinn, denn zu dieser Zeit ist die Chance auf eine Empfängnis am größten. Die Energie des Sommers wird dem Vollmond zugeordnet. Der volle Mond ist schon immer Sinnbild für Fülle und Fruchtbarkeit – hier stehen z. B. auch die Säfte in den Pflanzen am höchsten.

DIE HOCH-ZEIT DES INNEREN SOMMERS

Diese Jahreszeit geht mit Gemeinschaft einher. Das Plus an Kraft im Zyklussommer können wir nutzen, indem wir Kontakte zu Freundinnen und Familie pflegen. Vielleicht braucht jemand in deinem Umfeld Unterstützung oder freut sich über eine freundliche Geste? Kontaktfreudigkeit und Offenheit zeichnen diese Phase aus, wenn nicht ein paar typische Sommerthemen in die Quere kommen.

Die neuen Impulse aus dem Zyklusfrühling hatten genug Zeit, um zu reifen, und jetzt geht es darum, sich für ein „Sommerprojekt" zu entscheiden und es zu realisieren. Sommerzeit ist Erntezeit – Zeit also, ein Thema wirklich bis zum Ende zu bringen und nicht in der Brainstorming- oder Entwicklungsphase stecken zu bleiben. Wenn du dich hier für etwas entscheiden kannst, stehen die Chancen gut, dass aus dem Projekt auch ein Erfolg wird!

Der Sommer ist die ideale Zeit für Präsentationen, Auftritte oder Vorstellungsgespräche, denn es fällt uns viel leichter, uns selbstbewusst, ohne Maske zu zeigen.

Auch Feiern, Konzerte und Festivals sind Sommerevents – es ist eine wahre Hochphase, die zum Genießen und Teilen einlädt. Es tut uns gut, wenn wir uns mit Freunden und Familie treffen und vielleicht sogar ein Essen ausrichten, um uns mit Menschen zu verbinden, die uns Kraft und Unterstützung geben. Besonders intensiv erleben manche Frauen den inneren Sommer, wenn er mit dem „äußeren" Sommer zusammen stattfindet. Dann kann ein Abend mit Freunden bei Konzert oder Tanz wirklich magisch werden!

Der Fokus liegt weniger auf uns selbst, wir haben viel zu geben ... Es sei denn, wir haben zu diesem Zeitpunkt schon alles Pulver verschossen! Das passiert schnell, wenn wir zur letzten Menstruation keine Pause hatten und im Zyklusfrühling die neue Energie sofort verbraucht haben. Zu viel Arbeit ohne Innehalten oder ein Alltag, der so überladen ist, dass er zwangsläufig in Richtung Burn-out führt, können dich hier leicht einholen und zu großer Müdigkeit führen. Auch wenn du auf zu vielen Hochzeiten tanzt und deine Energie sich in zu viele verschiedene Richtungen versprüht, kannst du dich im Sommer zerfahren fühlen, und dein Energielevel sackt ab.

Körperlich sind die meisten zwar äußerst leistungsfähig, manche Frauen spüren aber ihren Eisprung stark und sind am Tag des Eisprungs (oder am folgenden) besonders schlapp. Kein Wunder, der Körper vollbringt eine innere Höchstleistung!

Eine besondere Rolle spielt die Fruchtbarkeit auch in einem größeren Kontext, nicht nur beim Kinderwunsch. Es geht um unsere Möglichkeiten, etwas zu erschaffen. Wie zeigen wir uns der Welt, und wohin geht unsere Energie? Der Sommer ist eine gute Zeit, um zu überprüfen, ob deine Kraft wirklich da ankommt, wo sie hinsoll. Weißt du, welche Quellen dich stärken, und investierst du bewusst in Aufgaben und Projekte, die dich deinem Ziel näher bringen?

DIE SOMMERFRAU – ARCHETYP DER MUTTER

Zeit der Ovulation, des Eisprungs
Vollmond
Stabile Phase

Der Sommer ist die Zeit des höchsten Energielevels. Diese Energie ist spürbar, auch für unser Gegenüber. Wir wirken offen und hilfsbereit. Die Kontaktfreudigkeit ist sehr hoch, und wir haben Freude daran, andere Menschen zu unterstützen oder einfach Zeit mit ihnen zu verbringen.

Den Sommer nutzen wir am besten für alles Soziale: Kontakt halten mit der Familie und Freunden, sowie auch für alle Termine, in denen wir uns oder unsere Arbeit in der Öffentlichkeit repräsentieren. Den größten Nutzen ziehen wir aus dieser Phase, wenn wir uns erlauben, die mütterliche Seite in uns auszuleben, für andere da zu sein und unser soziales Leben voll auszuschöpfen.

Die Sommerfrau symbolisiert die selbstbewusste, einfühlsame und nährende Energie in uns. Der Fokus liegt nicht so sehr auf uns selbst, sondern darauf, unsere Mitmenschen zu umsorgen und unser Herz für sie zu öffnen.

ANFORDERUNGEN IM ZYKLUS-SOMMER

BURN-OUT – WENN ALLES ZU VIEL WIRD

In unserer Gesellschaft, die immer weiter und weiter nach Leistung strebt, sind Überforderung und Gefühle von Ausbrennen an der Tagesordnung. Auch junge Frauen sind schon betroffen, wenn ein hoher innerer Anspruch und ein Bildungssystem, das ständigen Einsatz fordert, zusammenkommen. Dafür muss eine Frau nicht erst drei Kinder bekommen, alleinerziehend sein oder ständig Überstunden schieben.

Das innere Gefühl, dass es immer noch etwas zu tun gibt, und dazu der Zeitdruck und die Erwartungen von außen ergeben einen Cocktail, der viele Frauen dazu bringt, ständig über ihre Grenzen zu gehen. So kann es dir, wenn du dich betroffen fühlst, im Zyklussommer auch nicht besonders nach Feiern zumute sein. Vielleicht bist du chronisch müde oder gehetzt. Wenn die Lebensfreude verloren geht und Verabredungen mit Freunden zu einem weiteren Punkt auf der To-do-Liste werden, ist es dringend an der Zeit, die Notbremse zu ziehen. Auch wenn es kaum möglich erscheint, ist es genau dann wichtig, Termine abzusagen und für Freiraum zu sorgen – vor allem, um zu reflektieren.

Möchtest du so dein Leben leben? Was lässt sich ändern, und was brauchst du dafür? Nur so gelingt der Durchbruch zu einem Agieren statt einem Re-Agieren.

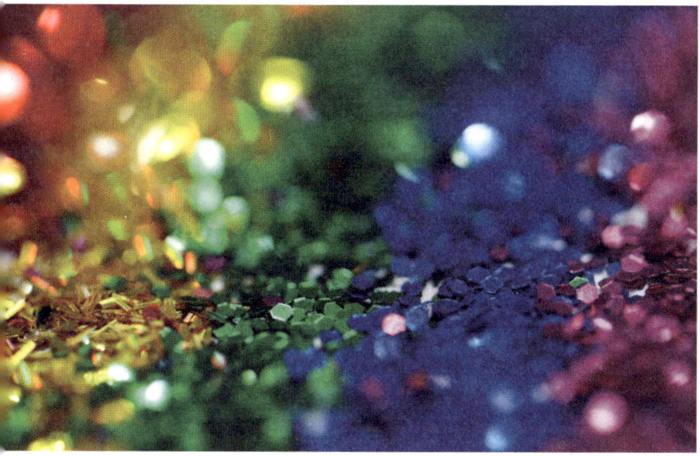

Ein weiteres Thema, das sich im Sommer häufig meldet, ist der Kinderwunsch. Theoretisch sind wir fruchtbar, aber vielleicht fehlt der Partner, oder er möchte kein Kind (mehr), vielleicht klappt es einfach nicht oder, oder, oder, ... Gerade wenn wir schon viele erfolglose Versuche hinter uns haben, kann es hier Frust und Traurigkeit geben. Viele Frauen berichten, dass sich ihr eher versteckter Kinderwunsch im Zyklussommer ganz deutlich zurückmeldet! Sollte dies der Fall sein, so ist es ratsam, das Thema Kinderwunsch mindestens einen ganzen Zyklus lang durch alle Jahreszeiten hindurch zu beobachten, um herauszufinden, ob mehr dahinter steckt als eine hormonelle Hochphase.

Bei unerfülltem Kinderwunsch – aus welchem Grund auch immer – kann der innere Sommer sehr melancholisch werden. Es ist wichtig, diese Gefühle nicht zurückzudrängen und ein falsches Lächeln aufzusetzen, sondern die Traurigkeit zuzulassen und, wenn möglich, den Austausch darüber mit dem Partner oder einer Freundin zu suchen.

Weiter hinten im Buch gibt es noch einige Anregungen zum naturheilkundlichen Umgang mit organischen Ursachen für einen unerfüllten Kinderwunsch.

Frauen, die schon ein oder mehrere Kinder haben, fühlen sich zu dieser Zeit im Zyklus oft müder als sonst – sie haben in den letzten Jahren sehr viel gegeben, aber selbst nicht immer genug bekommen.

Hier macht sich diese Erschöpfung deutlich bemerkbar. Wenn wir hier viel Müdigkeit spüren, so ist es gut, sich umsorgen zu lassen, Hilfe anzunehmen oder Arbeit abzugeben. Nur eine Mutter, die gut für sich selbst sorgt, kann diese Fülle auch weitergeben. Natürlich ist dies nicht immer möglich, aber du kannst langfristig für Strukturen sorgen, die dich stärken und es dir ermöglichen, auch wieder Zeit für dich zu haben, um deine Batterien aufzuladen! Schau auch, dass du dich körperlich mit allen Nährstoffen versorgst, die du brauchst – mit warmen Mahlzeiten und gesunden Snacks wie diesem:

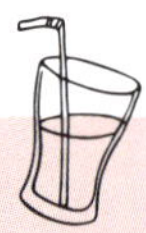

Power Juice

Für die Zubereitung benötigst du einen Entsafter:

* Rote Bete
* Apfel
* Sellerie
* Pastinake
* Traubensaft
* Karotte

Nimm 1 große Rote Bete, 2 Äpfel, 1–2 Stangen Sellerie, 1 Pastinake, 200 ml roten Traubensaft (oder frische Trauben) und 3 Karotten. Entsafte Rote Bete, Äpfel, Sellerie, Karotte und Pastinake im Entsafter und füge dann nach Geschmack den Traubensaft hinzu. Genieße diesen Saft am besten sofort, dann enthält er noch alle Vitamine!

HORMONFREIE VERHÜTUNG

Wenn du dieses Buch liest, benutzt du vielleicht keine hormonelle Verhütung (mehr) oder überlegst, diese abzusetzen. Trotzdem bleibt das Thema Verhütung für dich wichtig, wenn du heterosexuelle Beziehungen pflegst, denn entweder willst du nun nicht gleich schwanger werden oder du wirst in Zukunft noch einmal mit dieser Thematik konfrontiert werden. Diese Frage bleibt bis in die Wechseljahre hinein aktuell. Erst wenn ein Jahr lang keine Blutung mehr erfolgt, kann davon ausgegangen werden, dass eine Frau nicht mehr empfängnisfähig ist. Für die meisten Frauen ergibt sich daher eine Lebensspanne von ca. 40 Jahren, in denen sie sich über das Thema Verhütung Gedanken machen müssen. Hier sind meine dazu:

Natürlich war die Antibabypille ein großer Schritt für eine Gesellschaft, in der Frauen endlich die gleichen Möglichkeiten wie Männer haben wollten. Selbstbestimmte Geburtenregelung ist ein Grundpfeiler der modernen Gesellschaft. Daher will ich der Pille nicht ihre Bedeutung absprechen, trotzdem sehe ich in meinem Beruf naturgemäß eher die Nachteile. Diese sind vor allem Nebenwirkungen und Folgewirkungen auf das gesamte Hormonsystem sowie eine Entfremdung vom weiblichen Körper mit all den Implikationen für die eigene Weiblichkeit und das seelisch-emotionale Wohlbefinden.

Neben der „Pille" sind damit auch alle anderen hormonellen Verhütungsmittel gemeint, sei es die Hormonspirale oder der Nuvaring. Ihnen allen ist es gemeinsam, dass sie die körpereigene Hormonproduktion stark beeinflussen und Eisprünge komplett oder weitestgehend unterdrücken. Es findet kein eigener Menstruationszyklus statt, auch wenn die Wirkweise als „lokal" angepriesen wird wie bei der Hormonspirale. Die synthetischen Hormone gelangen ins Blut und wirken natürlich systemisch. Da alle Hormondrüsen miteinander in Verbindung stehen, hat dies beispielsweise auch Auswirkungen auf die Schilddrüse. Je nach Grundgesundheit der Frau, Lebensstil und Umweltfaktoren ist die Auswirkung der hormonellen Verhütung unterschiedlich stark. Die Liste der Nebenwirkungen ist lang, von Migräne, depressiven Verstimmungen, gesunkener Libido bis hin zu wiederkehrenden Blasenentzündungen, Scheidenpilz oder – vor allem bei Pillen der dritten und vierten Generation* – gefährlichen Thrombosen (Blutgerinnsel)

(*Die Bezeichnung „dritte und vierte Generation" bezieht sich auf den Zeitpunkt der Markteinführung. Diese Pillen haben eine andere Zusammensetzung als frühere Pillen und somit ein noch weiter erhöhtes Risiko für Thrombosen als Pillen der ersten und zweiten Generation).

Glücklicherweise erhält dieses Thema inzwischen große mediale Aufmerksamkeit, und es kommen viele Frauen in die Praxis, die endlich ohne synthetische Hormone leben wollen oder gar nicht erst angefangen haben, sie zu nehmen.

Was sind nun die Alternativen? Die Verhütungsmittel, die ohne synthetische Hormone auskommen, lassen sich in drei Gruppen einteilen: Barrieremethoden, wie das Diaphragma und das Kondom, dauerhafte intrauterine Methoden, wie die Kupferspirale oder die Kupferkette, und Methoden, die den Körper beobachten und daraus die unfruchtbaren Zeitfenster ableiten, wie die Natürliche Familienplanung (NFP) und alle Varianten davon, mit Zykluscomputer oder ohne. Einige davon möchte ich gern vorstellen.

BARRIEREMETHODEN

Diaphragma – Silikonscheibe mit flexiblem Rand, die in die Vagina eingeführt wird und sich dann über den Muttermund legt (ähnlich einer Menstruationstasse). Vor dem Einsetzen wird der Rand mit einem spermienabtötenden Gel bestrichen (am besten auf Milchsäurebasis, um die Scheidenflora nicht zu schädigen). Diese Methode ist bei richtiger Handhabung sehr sicher und eignet sich gut für Frauen, die mit dem eigenen Körper vertraut sind. Ein wenig „Trockenüben" zum Einsetzen ist sehr zu empfehlen. Das Diaphragma kann schon bis zu zwei Stunden vor dem Sex eingesetzt werden und ist währenddessen nicht spürbar. Ein Diaphragma kann von einer Frauenärztin oder bei „Pro Familia" (Beratungsstellen, die es in vielen größeren Städten gibt: profamilia.de) angepasst werden. Außerdem gibt es das Caya-Diaphragma, das fast allen Frauen passt (Einheitsgröße), in der Apotheke. Das dazugehörige Gel ist auf Milchsäurebasis. Es fällt fast kein Müll an, und es ist sehr langlebig. Schützt nicht vor sexuell übertragbaren Krankheiten.

Kondom – der Klassiker, der fast keiner Erklärung bedarf. Ein sicheres Verhütungsmittel, das auch vor vielen sexuell übertragbaren Krankheiten schützt – daher ein Muss bei neuem Partner oder One-Night-Stands. Die Nachteile: Es ist ein Wegwerfartikel und stört viele Paare beim Sex, wenn es dauerhaft als Verhütungsmittel dienen soll. Vorteil: das einzige Verhütungsmittel bisher auf dem Markt, bei dem der Mann die Verantwortung übernimmt.

Portiokappe – vom Prinzip dem Diaphragma sehr ähnlich, nur von festerer Struktur.

DAUERHAFTE INTRAUTERINE METHODEN

Kupferspirale – wird von der Frauenärztin in die Gebärmutter eingesetzt und verhindert sicher das Einnisten eines befruchteten Eis. Auch die Spermien werden durch die Kupferionen am Weiterkommen gehindert. Ein sicheres Verhütungsmittel, bei dem frau sich nach dem Einsetzen um nichts kümmern muss. Die Nachteile: kann Schmerzen und Blutung während der Menstruation verstärken und tut dies auch sehr häufig. In seltenen Fällen verrutscht etwas, entzündet sich oder wird vom Körper abgestoßen. Viele Frauen möchten keinen Fremdkörper in sich tragen. Langjährige Nutzung möglich (bis zu fünf Jahre).

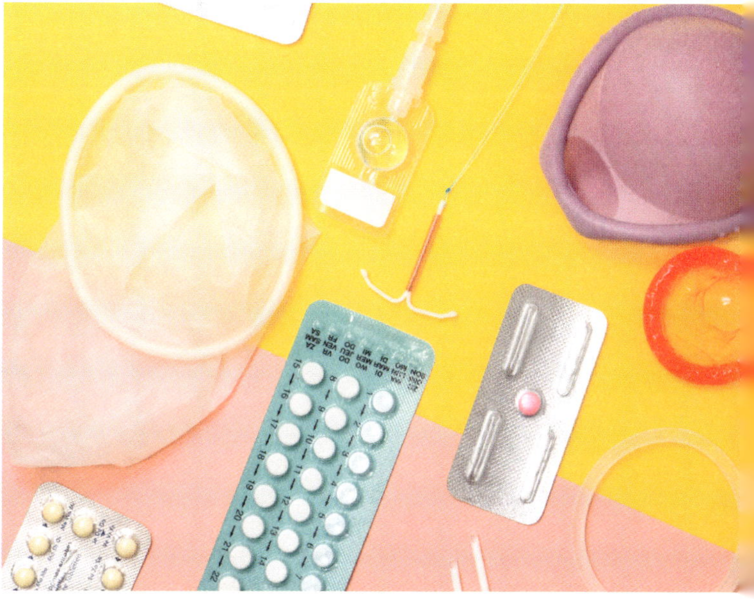

Kupferkette (Gynefix) – vom Prinzip der Kupferspirale ähnlich. Eine kleine Kette mit Kupferelementen, die mit einem Stich an der Gebärmutterwand befestigt wird. Das Einsetzen kann recht schmerzhaft sein (wenn auch nur kurz). Auch für sehr junge Frauen geeignet aufgrund der Größe. Die Nachteile sind ähnlich wie bei der Kupferspirale, aber erfahrungsgemäß etwas weniger stark. Einfaches Entfernen durch die Frauenärztin möglich. Die Kupferkette kann 4–5 Jahre verbleiben.

Kupferball – auch hier das Prinzip mit dem Kupfer, nur in Form eines Balles, der sich in der Gebärmutter entfaltet. Er muss nicht befestigt werden. Es liegen noch nicht allzu viele Erfahrungen vor, da die Methode relativ neu ist. Ich finde sie vergleichbar mit der Kupferkette.

BEOBACHTUNGSMETHODEN

Symptothermale Methode/Natürliche Familienplanung (NFP) – Diese Methode kombiniert mehrere Parameter aus der Zyklusbeobachtung: Temperatur, Beschaffenheit des Zervixschleims, Kalender und Stand des Muttermunds. Sie setzt einen relativ regelmäßigen Lebensstil und Zyklus voraus und muss erlernt werden. Dann ist sie sehr sicher und lädt dazu ein, den eigenen Körper immer besser kennen- und lesen zu lernen. In der fruchtbaren Zeit muss sie mit einer Barrieremethode kombiniert werden. Literaturtipp: Der Klassiker „Natürlich und sicher. Arbeitsbuch NFP", Quellen online: NFP Kurs bei Generation Pille/Isabel Morelli und die Arbeitsgruppe Sensiplan.

Zykluscomputer – Verschiedenste Zykluscomputer messen Temperatur, berechnen den Zyklus und erfragen eventuell zusätzliche Parameter von der Userin. Wenn sie korrekt bedient werden und genügend Parameter kombiniert werden, sind sie sicher. Auch hier muss natürlich zur fruchtbaren Zeit eine zusätzliche Verhütung gewählt werden. Empfehlenswert zur Verhütung sind z. B. der Cyclotest my sense, der Cyclotest my Way oder der Computer Daysy.

Erfahrungsgemäß kommen junge Frauen am besten mit Kondomen zurecht. Sobald sich der Zyklus eingespielt hat und die Frau Lust hat, sich mit ihrem Körper zu beschäftigen, ist eine Kombination aus einer Beobachtungsmethode plus Diaphragma oder Kondom eine sehr gute Möglichkeit. Hier sind die Bedürfnisse natürlich individuell, und Lebensstil, Zyklus und die aktuelle Beziehung spielen eine Rolle. Wichtig finde ich es, dass du dich mit deiner Methode der Wahl wohlfühlst. Probiere daher aus, was zu dir passt, oder hole dir eine Beratung!

BESCHWERDEN UND HILFE AUS DER NATUR

KINDERWUNSCH – FRUCHTBARKEIT STEIGERN

Du möchtest ein Kind und willst deinen Körper auf natürliche Weise dabei unterstützen? Mit verschiedenen Pflanzen kannst du deinen Hormonhaushalt stärken und die Fruchtbarkeit so steigern. Wenn du das Gefühl hast, keinen regelmäßigen Eisprung zu haben – z. B. weil deine Zyklen sehr lang, ausbleibend oder unregelmäßig sind, kannst du einen Tee aus folgenden Pflanzen trinken:

REZEPT: ANREGENDER TEE

Für die erste Zyklushälfte: unterstützt den Eisprung und schenkt Gelassenheit (täglich 2 Tassen, 1 TL pro Tasse dosieren und 10–12 Minuten zugedeckt ziehen lassen)

ANGELIKAWURZEL	25 g
DAMIANABLÄTTER	25 g
HOLUNDERBLÜTEN	15 g
FRAUENMANTELKRAUT	20 g
ROSMARIN	15 g
HIMBEERBLÄTTER	20 g
	120 g

Auch wenn dein Zyklus regelmäßig ist, kann dieser Tee in der ersten Hälfte des Zyklus eine gute Unterstützung sein.

Neben dem Eisprung ist der Zervixschleim sehr wichtig für die Befruchtung. „Guter" Schleim von glasiger Konsistenz und ausreichender Menge erleichtert den Spermien den Weg zum Ei, sie rutschen sozusagen direkt in die richtige Richtung. Um den Zervixschleim zu verbessern, kannst du in der ersten Zyklushälfte täglich 1 TL Leinsamen zu dir nehmen, entweder im Frühstücksbrei oder in einem Smoothie. Achte darauf, dass die Leinsamen entweder bereits gequollen (vorher in einem kleinen Glas Wasser 10 Minuten einweichen) oder angestoßen sind und dann mit genügend Flüssigkeit aufgenommen werden.

Wenn du nach dem Eisprung in die Beschwerden der prämenstruellen Phase abrutschst, mit Brustschmerzen, Stimmungsschwankungen, Heißhungerattacken, Schmierblutungen und Co., so lies bitte den Abschnitt über Progesteronmangel im Herbst-Teil des Buches (siehe Seite 64). Auch wenn die Befruchtung erfolgreich ist, heißt das noch lang nicht, dass sich das Ei auch gut einnisten kann. Wenn ein Progesteronmangel vorliegt, ist die Beschaffenheit der Gebärmutterschleimhaut nicht optimal und oft auch die zweite Zyklushälfte verkürzt. Entweder die Einnistung wird dadurch erschwert, oder die Schwangerschaft kann nicht gehalten werden. Progesteronmangel ist die häufigste Ursache für einen frühen Abort und wird meist nicht erkannt. Zum Glück gibt es viele Möglichkeiten, auf natürliche Weise für einen Ausgleich zu sorgen!

Selfcare-Ideen für die Sommerzeit

* Sich herausputzen mit Schmuck, Kleidung etc. – es darf ruhig etwas extravaganter sein!
* Pausen zum Genießen (hast du eine Hängematte?)
* Sich selbst zum Essen einladen und den Tisch festlich schmücken

DO'S AND DON'TS IM ZYKLUSSOMMER

Do

* Feiern
* Familienfest ausrichten
* Konzerte
* Frauentreff
* Projekte umsetzen
* Urlaub mit Freunden und Familie
* Ehrenamt
* Ausflüge
* Zeit in der Natur verbringen

Don't

* Aussortieren
* Zu viel im Haus bleiben
* Alleinsein
* Buchhaltung und Abrechnung

REZEPTTIPP:

* Bunte Gemüsepfanne mit Mangold, Karotten, Fenchel und Süßkartoffeln – mit gerösteten Pinienkernen auf Quinoa anrichten
* Beeren-Smoothie mit Beeren der Saison, Kokos- oder Hafermilch, 1 EL zarter Haferflocken, ½ Banane und 1 EL Agavendicksaft

Achtsamkeit für den Körper:

* Wanderung
* Sport in der Gruppe
* Wild tanzen

DER HERBST

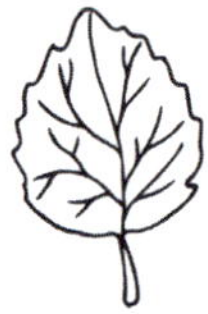

Im Rhythmus der Natur beginnt der Herbst nicht mit einem Schlag, sondern eher treppenförmig – an einem Tag ist es schon kühl und windig, dann kommt die Sonne wieder heraus und taucht alles in goldenes Licht. Es wird langsam dunkler, die Blätter verfärben sich zunächst und machen das Farbspektrum komplett, bevor sie fallen und den Blick auf das Wesentliche freigeben. Übrig bleibt die Essenz des Baumes, das Gerüst – der Stamm, die Äste und die Wurzeln.

Die Natur ist intensiv wahrnehmbar mit ihrem Geruch nach Regen und Erde, den Farben der Bäume und bisweilen stürmischen Winden. Das Erntejahr ist vorüber, es wird aufgeräumt, gelagert und sortiert, um danach in die Ruhezeit des Winters zu gehen.

Der Herbst beginnt im perfekten 28-Tage Zyklus um den 21. Tag und dauert bis zum Einsetzen der Blutung (ca. Zyklustag 21–28). Es ist die Zeit der Einkehr und Rückkehr zu uns selbst.

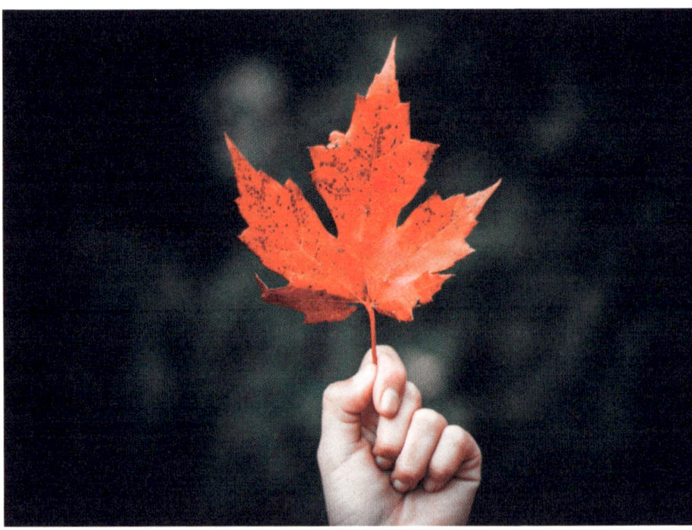

Wir fühlen uns bisweilen aufbrausend und stürmisch, manchmal melancholisch und betrübt. Die Energie wandelt sich schnell. An manchen Tagen spüren wir eine dunkle Stimmung, an anderen gibt es noch einen goldenen Spätsommertag.

Die Hoch-Zeit des Sommers ist vorbei, jetzt wird es Zeit für Reflexion und das Wahrnehmen der eigenen Bedürfnisse. Diese zeigen sich sehr deutlich, wir haben vielleicht keine Lust und Energie für neue Projekte, soziale Begegnungen oder einen Berg an Aufgaben.

Die Energie richtet sich mehr und mehr nach innen und beleuchtet dort alles, was wir vielleicht noch aufzuräumen haben. Alles, was nicht mehr zu uns passt, können wir im Zyklusherbst klar sehen.

Der Herbst steht für den abnehmenden Mond – in dieser Phase zieht sich die Kraft langsam nach innen zurück. Für viele Frauen ist der Zyklusherbst auf emotionaler Ebene die schwierigste Zeit, denn hier zeigen sich auch unbewusste Lebensthemen deutlich. Du bist nicht mehr nach außen orientiert, sondern brauchst mehr Zeit für dich selbst.

Wir sind bisweilen unbequemer für unsere Umwelt, haben weniger Geduld und sagen sehr genau, was wir denken – das ist nicht immer leicht für alle Beteiligten. Frauen, die sonst meist nach den Erwartungen des Umfelds handeln und „gefallen" möchten, fällt dies schwer. Sie fühlen sich falsch und erkennen sich selbst nicht wieder in ihrer Wut oder ihrer Reizbarkeit. Hier liegt ein großes Potenzial für persönliche Entwicklung. Es kann sehr befreiend sein, zu begreifen, dass hinter der Wut unerfüllte Bedürfnisse und eine große Klarheit liegen. Wenn wir lernen, diesen „unbequemen" Teil anzunehmen, können wir das nutzen, um unser Leben mehr so zu gestalten, wie es uns entspricht, und klar zu kommunizieren.

ERSTE HERBSTPHASE – DIE KREATIVE KRAFT

Die Energie der Herbstfrau in den ersten paar Tagen des Zyklusherbstes ist eigentlich sehr kreativ und sinnlich, auch wild und kraftvoll – aber sie richtet sich nach innen, und wir möchten das nicht unbedingt gleich mit der Welt teilen. Diese Kreativität ist für uns selbst da. Reserviere dir für diese Phase gern Zeit im Kalender für Projekte, an denen du Freude hast, sei dies nähen, basteln, zeichnen oder handwerken. Du darfst dir Zeit für dich nehmen, um dich kreativ auszudrücken und die Zeit mit dir selbst zu genießen. Wenn diese große kreative Kraft keinen Ausdruck findet und wir weiterhin versuchen, leistungsfähig und den Erwartungen von außen folgend unseren Alltag zu bestreiten, dann fühlen wir uns blockiert, falsch, wütend, gereizt oder traurig (alles bekannte Beschreibungen von PMS). Wenn wir jedoch Freiräume für uns schaffen, dann kann dies eine sehr inspirierte und kraftvolle Zeit sein, in der wir uns uns selbst sehr nah fühlen.

ZWEITE HERBSTPHASE – KLAR UND KOMPROMISSLOS

In der zweiten Phase des inneren Herbstes, also in der Zeit vor der Blutung, ist die Herbstfrau klar, kompromisslos, und ihre Priorität liegt definitiv bei ihr selbst. Sie sagt nicht: „Na klar, das mache ich gern", oder: „Möchtest du darüber reden?". Sie hat keine Geduld und kann radikale Grenzziehungen vornehmen. Sie ist nicht unbedingt gesellschaftskonform, denn sie lebt ihre eigene Wahrheit, manchmal mit schmerzlichen Einsichten. Da, wo eine Frau in irgendeinem Bereich gegen sich lebt, wird es besonders im späten Zyklusherbst deutlich. Aufgaben erfüllen, funktionieren müssen, für andere da sein? Dafür ist sie in dieser Zeit nicht gemacht. Wild und frei und mit sich selbst verbunden will sie sein. Dafür muss sie nicht lächeln und gefallen, nicht gelobt werden oder die Beste sein. Sie hat die Reife, zu sich zu stehen und ihre wahre Qualität und Individualität anzuerkennen.

Lebt sie diesen Impuls nicht, sondern unterdrückt ihn und funktioniert weiter, folgen Reizbarkeit, Wut und Unzufriedenheit. Die „zickige" prämenstruelle Frau ist kein liebes Mädchen, das nur ein wenig von ihren Hormonen geplagt wird. Sie ist eine Drachenfrau, die versucht, ihre Contenance zu bewahren und es zum Glück nicht mehr ganz schafft.

Diese Beschreibung trifft sicher nicht in Reinform auf alle Frauen zu. Ein wenig von der „wilden Frau" steckt aber in jeder von uns. Ich möchte dazu ermutigen, diesen Anteil ein wenig lauter sprechen zu lassen, denn oftmals stellen wir uns sofort in Frage, wenn wir wütend, ungeduldig oder egoistisch fühlen und handeln.

Bei den Frauen, bei denen im Zyklusfrühling und -sommer das Funktionieren und die Anpassung im Vordergrund stehen, wird diese Zeit besonders unbequem. Kann sie nun keine gesunden Grenzen setzen, wendet sich die Wut gegen sich selbst, sie grollt und fühlt sich unzureichend. Im fortgeschrittenen Stadium folgen Müdigkeit, Trägheit, Heißhunger und ein aufgeschwemmtes Gefühl. Diesem Zustand entspricht medizinisch betrachtet sehr der Progesteronmangel, aber der Körper (und damit das Hormonsystem) sind niemals abgetrennt vom Leben eines Menschen zu betrachten. Daher lohnt es sich, die Lebenshintergründe anzuschauen und nicht ausschließlich auf die Hormonwerte zu achten.

Die Einnahme von hormoneller Verhütung und auch andere Fremdstoffe und Umwelteinflüsse, die die Leber belasten, können zu Progesteronmangel und/oder Östrogendominanz führen. Dies ist nicht zuletzt deshalb der Fall, weil die Pille dem weiblichen Körper synthetische, hormonähnliche Stoffe zuführt, die den eigenen Zyklus komplett blockieren – und damit einen wesentlichen Teil dieser Frau unterdrücken. Den Teil nämlich, der die natürliche Weiblichkeit ausmacht, im Rhythmus der verschiedenen Zyklusphasen.

DIE HERBSTFRAU – ARCHETYP DER ZAUBERIN

Prämenstruelle Phase
Abnehmender Mond
Kreative Phase

Die Herbstfrau repräsentiert den Archetyp der Zauberin. Die Zauberin ist ein Sinnbild für das Unbewußte und die Intuition, sie steht für die sinnliche, wilde und magische Energie in uns. Nach der Stabilität in der Eisprungphase (Sommer) nehmen die Energien langsam ab, der Mond verdunkelt sich, und die Lebensenergie beginnt sich nach der Fülle des Sommers langsam zurückzuziehen.

Während der Zauberin-Phase gewinnt die innere Welt größere Bedeutung. Sie fordert uns auf, zu vertrauen, unseren Gefühlen zu folgen und die Erwartungen loszulassen. Sie nimmt uns tief mit hinein in unser Unterbewusstsein.

Diese Zeit ist die kreativste Zeit. Oftmals geht der Herbst mit viel Spannung einher, wenn diese kreative Kraft keinen Ausdruck findet. Den größten Nutzen ziehen wir aus diesem Abschnitt, wenn wir diesen Schub an Energie in kreative Projekte investieren. Zudem ist es wichtig, sich zwischendrin mehr Ruhepausen zu gönnen.

ANFORDERUNGEN IM ZYKLUS-HERBST

Der Zyklusherbst bringt bis dato verdrängte Probleme ans Licht, vor denen wir uns nicht mehr länger verstecken können. Versuchen wir dies, werden wir unleidlich und im schlimmsten Fall leicht depressiv. Die prämenstruelle Phase bietet die Chance einen klaren Blick zu entwickeln. Oft kommen alte und ungeliebte Konflikte auf, besonders in Partnerschaften. Hier ist es wichtig, klar, aber gerecht zu kommunizieren. Das, worum es geht, sind meist sehr alte Probleme, die nun in der Beziehung „neu aufgelegt" werden. Auch bei der Wohnsituation oder dem Beruf zeigen sich jetzt Unzufriedenheiten und der Wunsch nach Veränderung.

Es kann helfen, erst einmal darüber zu schreiben, bevor Unzufriedenheiten laut ausgesprochen werden. Ein Ziel beim Schreiben kann es sein, die eigenen unerfüllten Bedürfnisse dahinter zu erkennen und zu überlegen, wie diese erfüllt werden können.

BESCHWERDEN UND HILFE AUS DER NATUR

PMS DURCH PROGESTERONMANGEL

Studien zufolge leiden ca. 75% aller menstruierenden Frauen unter Beschwerden, die dem prämenstruellen Syndrom (PMS) zugeordnet werden. Dazu gehören sehr viele verschiedene körperliche und emotionale Symptome:

* Aufgeblähtes Gefühl
* Heißhunger
* Wassereinlagerungen
* Brustspannen
* Unterleibsschmerzen
* Schmierblutungen
* Müdigkeit
* Lustlosigkeit
* Frustration
* Stimmungsschwankungen
* Weinerlichkeit
* Depressive Gefühle
* Reizbarkeit
* Wut

Diese Beschwerden können unterschiedlich stark und lang anhaltend sein. Manche Frauen sind 1–3 Tage vor ihrer Periode besonders betroffen, andere verspüren schon ab der Zyklusmitte eine deutliche Veränderung und leiden fast die Hälfte ihres Zyklus. Manche Frauen haben vermehrt körperliche Symptome, andere eher Verstimmungen auf der emotionalen Ebene – oder beides!

Häufig verstärken sich die Symptome mit zunehmendem Alter. Verantwortlich dafür ist im Körper das Hormon Progesteron, das nach dem Eisprung vom Gelbkörper abgesondert wird. Dieses Hormon ist bei sehr vielen Frauen im Vergleich zum Estradiol (das dominante Hormon der ersten Zyklusphase und das am stärksten wirksame Hormon aus der Gruppe der Östrogene) zu schwach.

In der zweiten Zyklusphase muss der Progesteronspiegel hoch genug steigen, um das Estradiol auszugleichen. Wenn es im Mangel ist, zeigen sich alle bekannten PMS-Symptome.

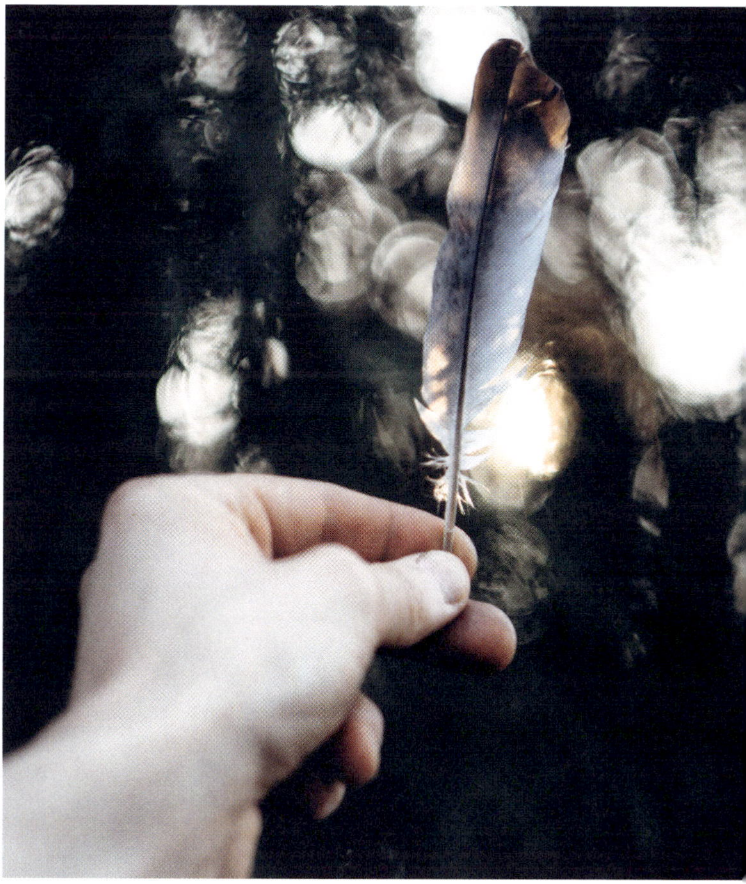

URSACHEN VON PROGESTERONMANGEL

Hormonelle Verhütung

Progesteronmangel ist häufig eine Folge von einer langjährigen Einnahme der Antibabypille (oder einer anderen hormonellen Verhütungsform). Die synthetischen, hormonähnlichen Stoffe aus der Pille sorgen dafür, dass über einen sehr langen Zeitraum kein Eisprung stattfindet und kaum körpereigenes Progesteron produziert wird.

Nach Absetzen der Pille ist die eigene Hormonproduktion schwach und braucht Zeit, um sich wieder einzuspielen. Oftmals ist Unterstützung durch eine naturheilkundliche Behandlung zu empfehlen, um die Hormondrüsen und andere beteiligte Organe anzuregen.

Umwelteinflüsse

Zudem sind wir sehr vielen Einflüssen aus der Umwelt ausgesetzt, die im Körper eine Östrogendominanz zur Folge haben. Über unser Wasser, unsere Nahrung und das uns umgebende Plastik nehmen wir sogenannte Xenoöstrogene (Stoffe, die im Körper wie das Hormon Östrogen agieren und an dieselben Rezeptoren andocken) auf, die dafür sorgen, dass unser Östrogenspiegel zu hoch ist. Ein zu hoher Östrogenspiegel führt im Gegenzug dazu, dass der Progesteronspiegel nicht hoch genug ist, um diesen auszugleichen – das nennt man einen relativen Progesteronmangel.

In unserem Leitungswasser finden sich die Rückstände der Antibabypille, die von allen Frauen, die die Pille nehmen, ausgeschieden werden und in unseren Kläranlagen nicht oder nicht ausreichend herausgefiltert werden. Es gibt aktuell in Deutschland keine Grenzwerte im Trinkwasser für Medikamenten- und Hormonrückstände. Auch haushaltsübliche Kohlefilter können diese Rückstände nicht entfernen.

Verschiedene Weichmacher im Plastik, mit dem unser Essen und unsere Kosmetik verpackt sind, gelangen über den Nahrungstrakt und über die Haut in unseren Körper.

Lebensstil

Viele von uns pflegen einen Lebensstil, der der zweiten Zyklushälfte nicht gerecht wird. Eine hohe Arbeitsbelastung, fehlender Rhythmus, zu wenig Schlaf, häufige Stressituationen sowie fehlende Pausen sorgen dafür, dass wir unsere Akkus stetig leeren. Die Erfahrung in der naturheilkundlichen Praxis zeigt, dass auch dies einen Progesteronmangel befeuert. Ich übersetze das so: Wenn wir in ständiger Aktivität leben, brauchen wir viel Energie. Dem entspricht auf der hormonellen Ebene das Wachstumshormon Estradiol.

Unser Körper folgt also unseren Anforderungen und betont die erste Zyklushälfte – kein Wunder, dass wir uns in der zweiten Hälfte dann müde fühlen und unter Symptomen leiden. Auch die oben erwähnten seelischen Probleme des Zyklusherbstes haben hier ihren Anteil.

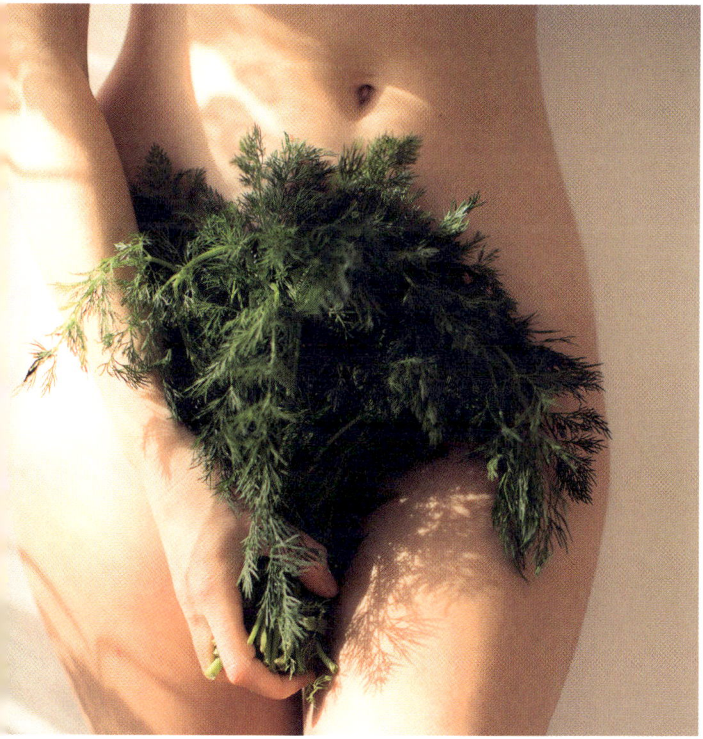

PROGESTERON-BOOST IN DREI SCHRITTEN

Es gibt verschiedenste Möglichkeiten, wie du deinen Körper in der prämenstruellen Phase unterstützen kannst. Ein Konzept, bestehend aus pflanzlichen Präparaten, hilfreichen Nahrungsmitteln sowie Maßnahmen, um deine Entspannung und deinen Selbstausdruck zu fördern, stelle ich dir nachfolgend vor.

1. Entgiftung fördern

Für einen ausgeglichenen Hormonhaushalt ist es unerlässlich, dass dein Körper das verbrauchte Östrogen verstoffwechselt und wieder loswird. Die zentralen Mitspieler sind hier die Leber und der Darm, die sicher Unterstützung bei der Entgiftung gebrauchen können. Die Leber liebt Bitterstoffe, und auch der Darm wird durch sie angeregt. Bitterstoffe findest du in frischen (Wild-)Kräutern und Tees, wie z. B. Löwenzahn, Schafgarbe oder Brennnessel. Auch bittere Salate wie Radicchio, Chicorée oder Rucola kannst du deinen (warmen) Gerichten als Topping hinzufügen. Diese bewusste Unterstützung der Leber und des Darms kann 1–2-mal im Jahr über mehrere Wochen durchgeführt werden – mit dem Dragon Detox Tea sowie regelmäßigen Leberwickeln.

Verzichte in der Zyklus-Herbstzeit bewusst auf belastende Stoffe wie Kuhmilchprodukte (Milch im Kaffee, Quark, Sahne, Joghurt und Käse), Industriezucker, Alkohol und Kaffee sowie Nikotin. Allein diese Detox-Maßnahme kann deine Beschwerden deutlich lindern. Das liegt daran: Die Leber, die für die Verstoffwechselung des verbrauchten Östrogens zuständig ist, entgiftet immer zuerst die „giftigsten" Stoffe, wie z. B. Alkohol. Ist sie durch zu viel „Abfall" überlastet, kann sie das überschüssige Östrogen nicht gut abbauen. Kuhmilchprodukte sind wahre Östrogenbomben, vor allem, wenn sie aus konventioneller Tierhaltung stammen. Schon an sich sind Kuhmilchprodukte wachstumsfördernd, zusätzlich werden die Kühe mit Östrogenen behandelt, damit sie mehr Milch produzieren.

Sämtliche Kreuzblütler, wie z. B. Brokkoli, alle Kohlarten, Kohlrabi oder auch Brunnenkresse, unterstützen die Leber beim Entgiftungsprozess und beschleunigen die Ausscheidung der Giftstoffe aus dem Körper.

DRAGON DETOX TEA:

LÖWENZAHN	30 g
BRENNNESSELBLÄTTER	25 g
ARTISCHOCKENBLÄTTER	15 g
SCHAFGARBENKRAUT	30 g
	100 g

Trinke den Tee über 6 Wochen täglich 2–3-mal . Danach kannst du zum PMS-Tee wechseln und diesen regelmäßig in der 2. Zyklushälfte trinken.

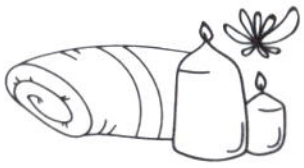

LEBERWICKEL

Nimm dir 30 Minuten nach dem Mittagessen (vielleicht mal am Wochenende?) oder abends vor dem Einschlafen Zeit.

Du brauchst:

* 1 dünnes, kleines Handtuch
* 1 dickeres, größeres Handtuch
* Wärmflasche
* Optional: Ölmischung oder Tee

Koche Wasser. Fülle die Wärmflasche mit dem gekochten, heißen Wasser. Übergieße das dünne Handtuch mit heißem Wasser und wringe es aus (Achtung: sehr heiß!). Lege dann das nasse, möglichst noch sehr warme Handtuch auf deine Leber. Deine Leber befindet sich in der oberen Region deines Bauches unterhalb des rechten Rippenbogens. Spüre nach, wie viel Wärme du gut verträgst. Die Wärmflasche legst du dann direkt auf das feuchte Tuch. Das trockene Handtuch legst du obendrauf und wickelst es um den Körper.

Den Leberwickel lässt du jetzt 20–30 Minuten wirken. Anschließend kannst du dich wieder entwickeln und wahrscheinlich sehr gut einschlafen!

Um den Effekt des Leberwickels zu verstärken, kannst du entweder eine Ölmischung oder Tee benutzen:

Ölmischung
Mische 30 ml neutrales, reines Basis-Öl (Mandel-, Jojoba-, Kokos- oder Sesamöl) mit folgenden ätherischen Ölen reiner Qualität:

2 Tropfen Zitronenöl, 2 Tropfen Fenchelöl, 3 Tropfen Wacholderöl, 3 Tropfen Lavendelöl. Auch Schafgarbenöl (sehr teuer, aber toll) oder Ingweröl ist gut geeignet. Nimm nun einige Tropfen der Ölmischung auf deine Hand und verteile sie auf deiner Leber. Lege dann das nasse, möglichst warme Handtuch darüber, anschließend deine mit heißem Wasser gefüllte Wärmflasche und das trockene Tuch zum Schluss.

Leberwickel mit Tee
Koche dir einen Tee z. B. aus Schafgarbe oder Kamille. Gieße nun den Tee über das dünne Handtuch (Achtung: Tee färbt!) und lege das nasse, heiße Handtuch auf deine Leber. Verfahre dann weiter, wie oben beschrieben.

2. Progesteron unterstützen

Wenn die Entgiftungsphase vorbei ist, kannst du deinen Zyklus gezielt in der zweiten Hälfte unterstützen. Viele Heilpflanzen wirken progesteronähnlich und enthalten sogenannte Phytohormone, so z. B. der Frauenmantel, die Melisse oder die Brennnessel. Wenn ein Tee bei dir nicht ausreicht, um dich wieder mehr in die Balance zu bringen, kannst du auch über mehrere Zyklen die Urtinktur vom Frauenmantel einnehmen (Ceres Alchemilla, 2-mal täglich 4–5 Tropfen in etwas Wasser einnehmen). Weitere Möglichkeiten, den Progesteronhaushalt in Schwung zu bringen, sind die Verwendung einer Yamswurzelcreme oder einer Progesteroncreme in homöopathischer Dosis. Diese Möglichkeiten empfehle ich dir, mithilfe einer Heilpraktikerin zu erkunden.

TEE: BYE BYE PMS

FRAUENMANTELKRAUT	30 g
MELISSENBLÄTTER	20 g
SCHAFGARBENKRAUT	30 g
BRENNNESSELBLÄTTER	20 g
PASSIONSBLUME	15 g
JOHANNISKRAUT	15 g
	130 g

Ab Zyklusmitte bis zum Einsetzen der Blutung täglich 2–3 Tassen trinken, 1 TL pro Tasse dosieren und 10 Minuten zugedeckt ziehen lassen.

Mönchspfeffer

Sehr häufig wird Mönchspfeffer zur Behandlung eines Progesteronmangels empfohlen, auch von ärztlicher Seite. Wenn dein PMS etwas mit einem zu hohen Prolaktinspiegel zu tun hat (dieses Hormon erhöht sich bei anhaltendem Stress), kann Mönchspfeffer das richtige Mittel sein und die Ausschüttung von Prolaktin harmonisieren. Ist dies bei dir der Fall – ein Hormonstatus gibt Auskunft –, dann kannst du ihn in der zweiten Zyklushälfte als Trockenextrakt einnehmen. Als generelles Mittel bei PMS kann ich Mönchspfeffer nicht empfehlen.

Nahrungsergänzung

Einige Mikronährstoffe liefern wichtige Bausteine für den Hormonhaushalt und können dabei helfen, das hormonelle Gleichgewicht wiederherzustellen. Dazu gehören die B-Vitamine (besonders B_6), Magnesium, Calcium, Zink, Selen und Vitamin D. Besonders wenn du die Pille eingenommen hast, macht es Sinn, für einige Monate ein hochwertiges Nahrungsergänzungmittel zu dir zu nehmen, um die Depots wieder aufzufüllen. Natürlich sollte deine Ernährung den Hauptanteil dieser Stoffe liefern.

Darüber hinaus kann Magnesium in höherer Dosierung Abhilfe bei PMS-Beschwerden leisten. Dabei sind Magnesiumglycinat und Magnesiumbisglycinat die am besten verträglichen Magnesiumverbindungen.

Auch hochwertige Öle sind für den Hormonhaushalt wichtig. Omega-3-Fettsäuren, wie sie in Fischöl oder Leinöl enthalten sind, können PMS-Symptome lindern. Borretschsamen- und Nachtkerzenöl enthalten ebenfalls diese wertvollen Fettsäuren.

3. Yin-Kraft

In der naturheilkundlichen Praxis ist eine gute Pflege des Yin unerlässlich für die Behandlung eines Progesteronmangels. Das Yin steht für das empfangende Prinzip in der chinesischen Weisheitslehre und verfügt über die Qualitäten des Loslassens, der Hingabe, der Intuition, der Sanftheit und der Erdung. Nur wenn wir diese Qualitäten in unser Leben integrieren, können wir ausgeglichen sein und immer wieder in neue Phasen der Aktivität im Außen gehen. Ganz konkret bedeutet das für dich: Sei besonders in der prämenstruellen Herbstphase sanft zu dir selbst und kreiere dir Raum zum Abschalten. Finde heraus, was du brauchst, um loslassen zu können.

Kleine Rituale, die dich morgens und abends in dieser Zeit erinnern, gut für dich zu sorgen, können sehr hilfreich sein. Überlege z. B. morgens bewusst bei einer Tasse PMS-Tee, was du dir heute Gutes tun möchtest. Abends schreibst du dann deine Gedanken in einem schönen Journal auf und machst 1–2 Yogaübungen, die dir beim Abschalten helfen. Einige Anregungen findest du bei den Selfcare-Ideen.

Ätherische Ölmischung:
Mit diesem Öl kannst du dir selbst eine wohltuende Bauch- und Brustmassage schenken, die dir bei prämenstruellen Beschwerden hilft und den Bauch entspannt!

Auf 30 ml Basis-Öl (Sesam-, Mandel- oder Jojobaöl) gibst du jeweils 4 Tropfen folgender ätherischer Öle:

Rosengeranie: 3 Tropfen
Lavendel: 2 Tropfen
Orange: 6 Tropfen
Muskatellersalbei: 4 Tropfen

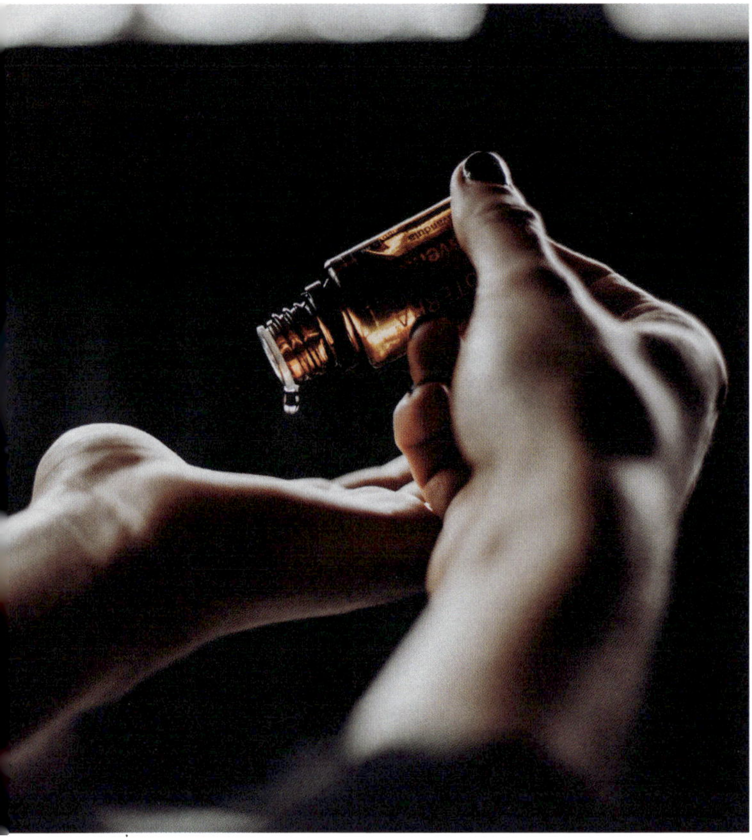

Selfcare-Ideen für die Herbstzeit

* Nimm dir Zeit für dich selbst: zum Reflektieren und Nachfühlen, für spontane kreative Impulse oder In-den-Wald-Gehen
* Medienfreie Zeit: weniger Reize von außen, auf die du reagieren musst
* Warmes, mit Liebe gekochtes Essen: bunt und reichhaltig

DO'S AND DON'TS IM ZYKLUSHERBST

Do

* Gartenarbeit
* Kleiderschrank aussortieren
* Holz hacken
* Baden
* Näh- und Bastelprojekte
* Putzen
* Singen
* Schreiben
* Malen
* Buchhaltung
* Korrekturlesen
* Editieren
* Delegieren

Don't

* Funktionieren müssen
* Anpassung
* Zeitdruck
* Soziale Events
* Viele Aufgaben erledigen müssen

REZEPTTIPP:

* Ofengemüse mit Kartoffel, Kürbis, Gelber Bete und Karotten – bestreut mit Rosmarin und Meersalz, dazu Olivenöl
* Dinkelgrießbrei mit Feigen und Nüssen
* Schokobällchen aus Datteln, Kokosraspeln, Kakaopulver und Mandelmehl, Zimt und Meersalz: 250 g Datteln mit 50 g Kakaopulver und 100 g Mandelmehl im Mixer zerkleinern, jeweils eine Prise Salz und Zimt dazugeben. Aus der Masse Bällchen formen und in Kokosraspeln rollen. Im Kühlschrank aufbewahren.

Achtsamkeit für den Körper:

* Tanzen im eigenen Zimmer
* Boxen
* Den Körper „ausschütteln" – Hände, Arme, Füße und Beine nacheinander schütteln
* Yoga-Pose: der nach unten schauende Hund (Adho Mukha Svanasana), die windlösende Haltung (Pawanmuktasana)
* Joggen, Spazierengehen

DER WINTER

In der Natur ist der Winter die Zeit der Ruhe – die Energie zieht sich in die Wurzeln zurück, es entsteht nichts Neues, kein Wachstum. Die Erde ruht zeitweise unter einer dichten Schneedecke, und es ist – zumindest in unseren Breiten – kalt und dunkel. Nach der dynamischen Zeit des Wechsels im Herbst ist der Winter eine eher statische Zeit. Die entsprechende Mondphase ist der Leermond oder Neumond.

Die Natur braucht diese Ruhezeit unbedingt. Nicht umsonst wussten die Bauern früher, dass auf einen kalten Winter ein gutes Erntejahr folgt. Um diese Erkenntnis gibt es viele alte Bauernregeln, z. B.: „Im Dezember Schnee und Frost, das verheißt viel Korn und Most" oder „Weißer Dezember, viel Kälte darein, bedeutet, das Jahr wird fruchtbar sein".

Die Wintersonnenwende um den 21.12. markiert den tiefsten Punkt und gleichzeitig die Wiederkehr des Lichtes einige Tage später. Das bedeutet, dass auch in der Natur auf die Zeit der tiefsten Ruhe und Dunkelheit ein Neubeginn folgt.

Der innere Winter beginnt mit der Blutung und markiert damit den neuen Zyklus. Der erste Tag der Blutung ist der Zyklustag 1. Der innere Winter dauert ungefähr eine Woche, so wie die anderen Zyklusphasen auch (ca. Zyklustag 1–7). Trotzdem ist es individuell sehr verschieden, wie lang und intensiv sich der Zykluswinter anfühlt. Je nachdem, welche Lebensthemen gerade wichtig sind oder auch je nach äußerer Jahreszeit kann der innere Winter unterschiedlich lang und intensiv ausfallen. Manche Frauen werden zu regelrechten Murmeltieren, andere empfinden diesen Rückzug der Energie nach innen nicht so stark oder brauchen weniger Pause.

Auch für dich geht es in der Zeit deines inneren Winters darum, in dich hineinzufühlen, dir Zeit für Ruhe und Innenschau zu geben. In der Zeit kurz vor der Menstruation spüren viele Frauen den Wunsch nach Rückzug vom Alltag und Innehalten sehr deutlich. Du kannst vielleicht wahrnehmen, dass dein Tempo sich verändert und du die Dinge langsamer angehen möchtest. Auch im Körper zieht die Energie nach unten. Am günstigsten ist es, diesem Sog nachzugeben, denn Menstruieren ist eine Tätigkeit!

Mache dir das bewusst! Die Gebärmutter hat eine Menge zu tun, und es ist kein Wunder, dass diese Zeit sich nicht dazu eignet, Höchstleistungen zu vollbringen.

Wenn du es einrichten kannst, sorge in diesen Tagen für mehr Pausen, Rückzugsmöglichkeiten und Zeiten des Alleinseins. Jede noch so kleine Unterbrechung zählt!

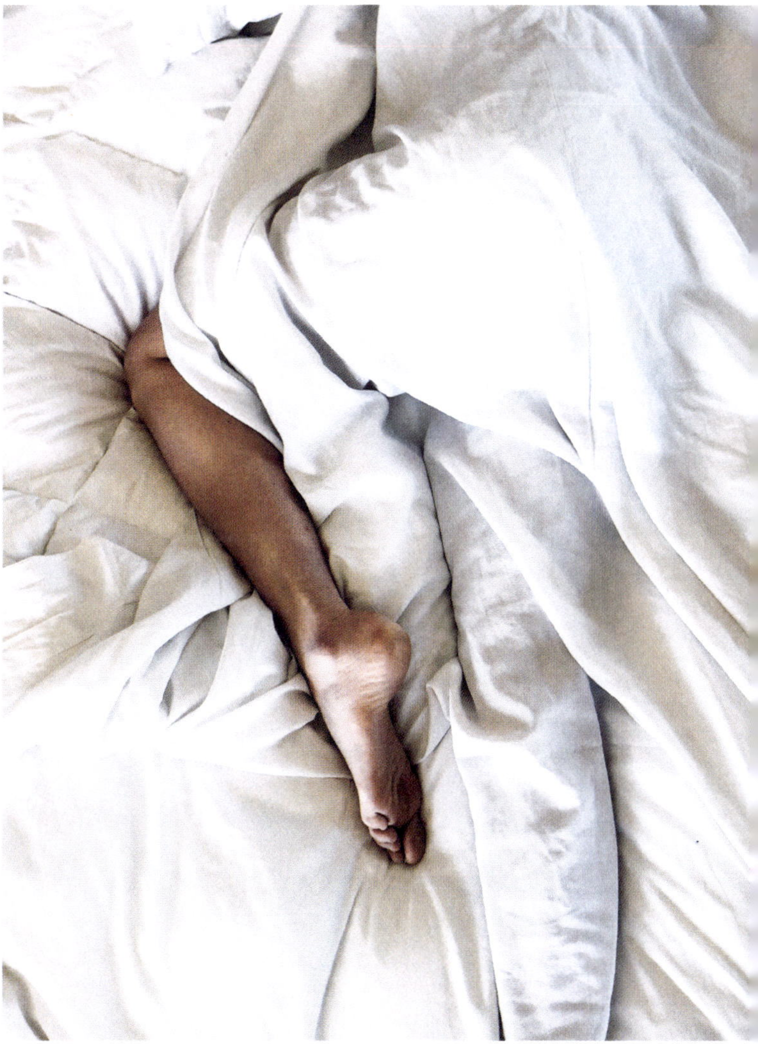

DIE 1-%-REGEL

Der Gedanke, zur Zeit der Menstruation wirklich Ruhezeit zu halten, ist vielleicht erst einmal neu. Wir sind es gewöhnt, ständig noch etwas zu erledigen, zu tun und zu organisieren. Du denkst, in deinem Alltag gibt es keine Zeit für solchen Luxus?

Dann würde ich dir gern die 1-%-Regel vorstellen. Hier geht es darum, dass jede noch so kleine Veränderung, jeder kleine Schritt in Richtung weniger tun, jede kleine Pause dich um „1 Prozent" in die Richtung bringt, in die du kommen möchtest. Diese Idee ist auch deshalb wichtig, weil so ein Umdenken oft mit neuen großen Ansprüchen daherkommt. Wenn du dir jetzt vornimmst „zu meiner nächsten Menstruation mache ich gar nichts, ich bleibe zwei Tage auf dem Sofa", dann ist das zwar eine schöne Idee, aber – je nach Lebenssituation – auch ziemlich unrealistisch. So versiegt der Enthusiasmus schnell, du fühlst dich gescheitert und gibst das Projekt auf.

Daher nimm dir lieber ganz kleine Babyschritte vor, die dich in Richtung Wahrnehmen und Erfüllen deiner Bedürfnisse bringen. Du wirst merken, dass du Zyklus für Zyklus mehr Zeit für dich reservierst und diese Zeit schon bald mit großer Selbstverständlichkeit zelebrierst.

ANFORDERUNGEN IM ZYKLUS-WINTER

WENN DIE MENSTRUATION NICHT KOMMT

Bei manchen Frauen lässt die Menstruation ganz schön auf sich warten. Obwohl sie genügend weibliche Hormone für einen Eisprung haben und sich auch in der zweiten Zyklushälfte ziemlich wohl mit sich fühlen, kommt die Blutung einfach nicht wie erwartet. Jeden Tag werden die Gefühle eines inneren „Staus" ein wenig stärker: Die Brüste beginnen beispielsweise zu schmerzen, und ein aufgedunsenes Gefühl stellt sich ein. Die Beschwerden sind ganz ähnlich wie bei einem Progesteronmangel, doch kommen sie erst, wenn die Blutung eigentlich schon längst da sein sollte. Es kann sogar so weit führen, dass ein krankheitsähnliches Gefühl auftritt, mit Kopf- und Gliederschmerzen sowie großer Trägheit.

Wenn es dir in manchen Zyklen so geht, frage dich einmal, wie du deinen letzten Zyklus erlebt hast. Gab es vielleicht mehr zu tun als sonst, hat dich etwas emotional sehr beschäftigt? Gibt es noch Angelegenheiten, die nicht erledigt sind oder die du nicht loslassen kannst? Dies mag der Grund dafür sein, dass es noch schwerer fällt als sonst, auch innerlich loszulassen und zu entspannen. Platzt der emotionale Knoten dann oder findet man nach einer sehr anstrengenden Phase endlich Zeit für Abschalten und Erholung, folgt auch meist die Blutung.

Ein weiterer Grund kann eine körperliche Erkrankung wie eine starke Erkältung oder ein grippaler Infekt sein. Diese führt möglicherweise zu einer Unterdrückung der Menstruation, die dann erst sehr verzögert und eventuell auch schmerzhafter als gewöhnlich eintritt.

LET IT FLOW

Wenn du feststellst, dass sich tatsächlich bei dir innerlich einiges angestaut hat und du deinen Körper gern unterstützen würdest, wieder in den „flow" zu kommen, kannst du dir zunächst einmal eingestehen, dass es jetzt wirklich Zeit für eine Pause, ein Innehalten ist.

Sei ehrlich mit dir und frage dich, was du gerade brauchst. Meist kommt eine spontane Antwort, quasi direkt aus dem Bauch heraus.

Journaling: Es kann helfen, sich mit Stift und Papier bewaffnet auf die Couch zu legen und aufzuschreiben, was dich gerade beschäftigt. Als Nächstes schreibst du auf, was du gern für diesen Monat loslassen möchtest. Um auch im wörtlichen Sinne loszulassen, kannst du dieses Papier draußen verbrennen (mit entsprechenden Sicherheitsvorkehrungen, z. B. in einer feuerfesten Schale).

Entspannung: Auch ein entspannendes Vollbad, vielleicht mit einem basischen Badezusatz, kann hilfreich sein. Stelle sicher, dass Füße und Becken danach gut eingehüllt sind, und achte generell auf genügend Wärme. Auch Sitzbäder (in einer Plastikwanne) und Bürstenmassagen entlang der Innenseite der Oberschenkel regen die Blutung an.

Heilkräuter: Ein Tee aus Beifußkraut und Liebstöckel oder eine Beifußtinktur (Ceres Artemisia vulgaris 20 ml, 2–3-mal täglich 3–4 Tropfen in etwas Wasser einnehmen) sind traditionelle Mittel aus der Frauenheilkunde, um den Blutfluss zu unterstützen.

Wie ich den inneren Winter erlebe

Wenn ich meine Blutung erwarte, dann versuche ich, dafür zu sorgen, dass ich zumindest an einem Tag (am besten an dem Tag, an dem der Blutfluss am stärksten ist) wirklich eine Pause für mich einplane und nichts anderes. Leichter gesagt als getan, als Selbstständige und Mutter eines kleinen und eines großen Kindes. Mein Partner unterstützt mich und „hält mir den Bauch frei" – unternimmt also etwas mit den Kindern und kocht für alle. Hole unbedingt deine*n Partner*in mit ins Boot und erzähle, wie es dir geht und wie man dich unterstützen kann. Erkläre ihm/ihr auch, dass du nach einer guten Winter-Ruhezeit auch wieder energiegeladener in den nächsten Zyklus gehen kannst. Es ist sehr hilfreich, wenn auch Männer besser verstehen, was bei Frauen wirklich abläuft. Die meisten Partner*innen freuen sich, wenn sie dich unterstützen können.

Ich ziehe mich gern auf mein Bett zurück, zünde Kerzen und etwas Räucherwerk an und schließe erst einmal die Augen.

Manchmal reise ich ein wenig nach innen und „lausche" in meinen Körper, lasse den Zyklus noch einmal an mir vorüberziehen oder gebe mich einfach dem Sog in Richtung Erde hin. Es fühlt sich wunderbar an, gar nichts tun zu müssen, obwohl ich weder krank noch müde bin. Bewusst nutze ich die Möglichkeit zu Beginn meiner Menstruation, mich von Altem zu verabschieden und es nun gehen zu lassen. Wenn ich länger so daliege und in mich hineinspüre, fühle ich mich verbunden mit allen Frauen und mit der Natur, denn ich erlebe die Menstruation als etwas sehr Ursprüngliches, die mich daran erinnert, dass ich ein Teil der Natur, des großen Ganzen bin. Ich genieße die sanfte, ruhige, tiefe Energie des Winters.

Manchmal höre ich Musik, die mich an dieses Gefühl erinnert, z. B. „Blessed We Are" von Peia, „Naturaleza" und „Pacha Mama" von Danit oder „The River" von Fia.

Auch meditative Musik ohne Gesang mag ich dann sehr gern, z. B. das Album „Seasons" von George Winston.

Ein richtiger Schmöker ist ebenfalls eine tolle Begleitung. Als ich begann, mich mit dem Zyklus zu beschäftigen, habe ich mir extra eine schöne Kiste angelegt mit meinen Menstruationsbegleitern. Dazu gehörte auch das Buch „Das rote Zelt" von Anita Diamant.

Wenn ich mir diese Auszeit wirklich gönne, fühle ich mich sehr gestärkt. Die restlichen Tage versuche ich ebenfalls, es etwas langsamer angehen zu lassen und gut auf mich zu lauschen.

Herausfordernde Aktivitäten minimiere ich (z. B. größere Unternehmungen, Workshops oder viele Termine) und respektiere das Tempo meines Körpers. Um mich daran zu erinnern, dass ich mich noch im inneren Winter befinde, trage ich oft eine Kette mit kleinen roten Steinen. Andere Frauen haben mir berichtet, dass auch sie ein bestimmtes rotes Schmuckstück oder Kleidungsstück tragen.

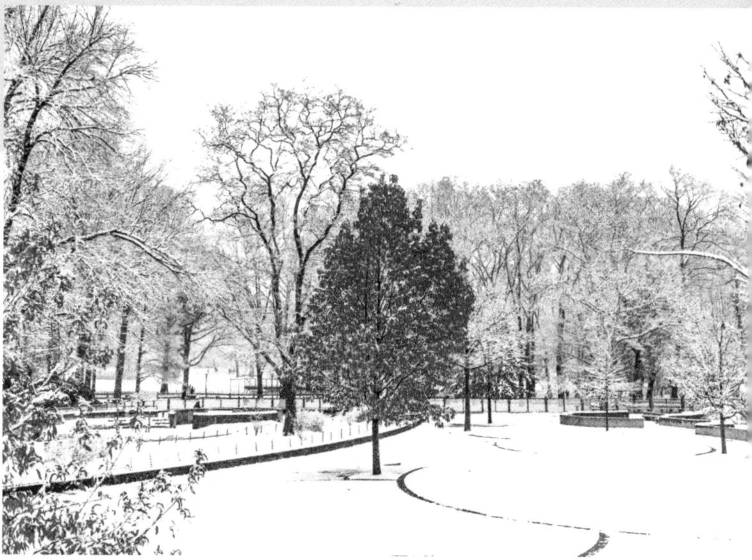

DIE MENS ALS BERATERIN

Wenn es eine bestimmte Frage gibt, die du mit dir herumträgst, dann habe ich eine neue Idee für dich! Vielleicht musst du dich in einer Sache entscheiden oder einem Lebensthema eine Richtung geben? Neuer Job, ein Konflikt in einer Freundschaft oder Beziehungsprobleme? Dann versuche doch einmal, deine Frage bewusst mit in deine nächste Blutung zu nehmen. Lasse den Ausgang der Frage offen und trage sie für die Zeit der Blutung in dir. Du hast in dieser Zeit einen anderen Zugang zu deiner inneren Weisheit und zu einer Intuition, die weit über deine persönliche Lebenserfahrung hinausgeht.

Auf eine Weise bist du verbunden mit dem Frauenwissen der ganzen Welt. Du kannst dich auch bewusst mit dieser Frage an deine Gebärmutter wenden und schauen, welche Gedanken und Gefühle in dir auftauchen. Wenn ich so vorgehe, habe ich nach meiner Menstruation immer ein klares Gefühl oder Gewissheit über eine Entscheidung. Am Ende deiner Mondzeit kannst du deine Intentionen für den kommenden Zyklus aufschreiben.

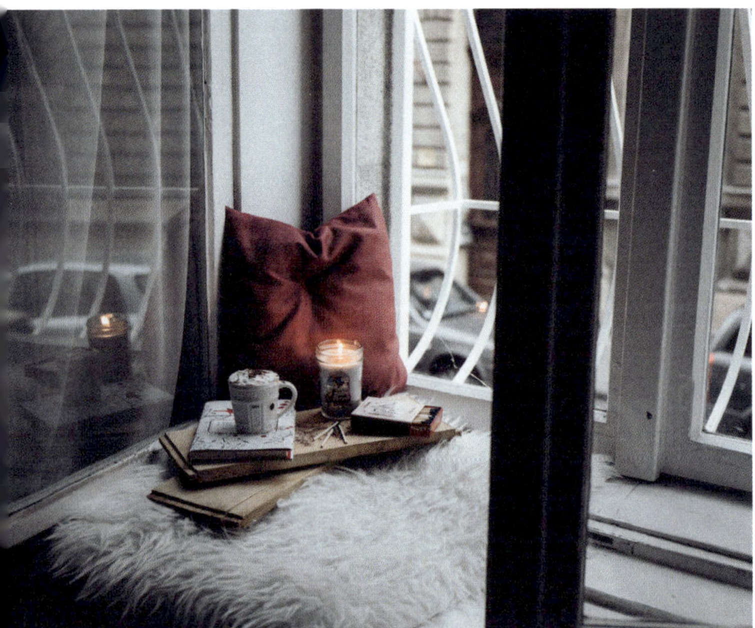

Solltest du den Eindruck bekommen, dass diese Idee bei dir nicht funktioniert, dann hast du es nicht „falsch" gemacht. Nicht jeder Impuls ist für jede Frau zu jeder Zeit geeignet.

Einige werden jedoch davon überrascht, mit wie viel mehr Klarheit sie nach der Menstruation an eine Sache herangehen, auch wenn sie keine bewußte „Antwort" bekommen haben.

DIE WINTERFRAU – ARCHETYP DER WEISEN FRAU

Menstruation
Neumond/Leermond
Ruhephase

Der Körper hat jetzt weniger physische Energie, fühlt sich schwer an und braucht mehr Schlaf. Es ist die Phase der Innenschau: Eine Zeit, sich aus dem üblichen Alltagswahnsinn zurückzuziehen, um zu träumen und das eigene Leben langsam anzugehen.

Wichtige Lebensfragen können in dieser Phase Antworten finden. Die Menstruation ist vor allem eine Reinigung, die mit dem Blut auch seelische Altlasten loswird. Den größten Nutzen ziehen wir aus dieser Phase, wenn wir uns Zeit für das Loslassen nehmen können und den meist einhergehenden Energieabfall akzeptieren. Wir tanken Kraft und richten den inneren Kompass neu aus.

Die Winterfrau steht auch für die Lebensphase nach den Wechseljahren. In dieser Phase fließen alle archetypischen Energien der Frühlings-, Sommer-, Herbst- und Winterfrau zusammen und sind gleichzeitig individuell verfügbar. Diese Lebensphase zeichnet sich aus durch Kreativität, Visionskraft und innere Einsicht.

BESCHWERDEN UND HILFE AUS DER NATUR

SCHMERZHAFTE MENSTRUATION – WAS HILFT?

Eigentlich, ja eigentlich sollte das Blut einfach fließen und uns dabei keine größeren Schmerzen verursachen. Ein wenig Ziehen oder Krampfen im Unterleib, das sich mit einer Wärmflasche und Ruhe wieder entspannt, ist „normal". Oder eben gar keine Schmerzen. So weit die Theorie. Die Zahlen variieren je nach Quelle, tatsächlich leidet aber mindestens die Hälfte der Frauen unter mehr oder minder starken Regelschmerzen. Bei etwa 10% sind die Schmerzen so stark, dass sie auf starke Schmerzmittel angewiesen sind und sich während der Tage arbeitsunfähig fühlen. Hier liegt der Verdacht nahe, dass die Schmerzen durch Endometrioseherde verursacht werden, aber dazu später.

Viele Frauen wurden als junge Mädchen mit der Auskunft abgespeist, dass sie da eben durchmüssten, oder es wurden ihnen die Pille und Schmerzmittel als einzige Lösungswege angeboten.

Soweit möglich, sollten Frauen, die unter Menstruationsschmerzen leiden, dem Bedürfnis ihres Körpers nachgeben und ihm viel Ruhe, Liegen und Wärme ermöglichen. Warme Getränke sind wohltuend und stellen dem Körper genügend Flüssigkeit zur Verfügung (kein Kaffee oder Alkohol). Auch das hilft dem Blutfluss. Bitte möglichst keine Tampons benutzen, damit das Blut gut fließen kann. Wähle lieber Stoffbinden, Wegwerfbinden oder Menstruationsunterwäsche (siehe auch BINDEN, CUPS & CO., Seite 26).

Alles, was ich bisher zum Thema innerer Winter geschrieben habe, kann für die Linderung der Schmerzen nützlich sein. Natürlich ist es aber nicht immer möglich, einfach für drei Tage im Monat zu Hause im Bett zu bleiben. Darüber hinaus gibt es aus der Pflanzenheilkunde viele Substanzen, die entkrampfen und entspannen. Meine liebsten Tipps aus der Naturheilpraxis findest du in meiner kleinen Akutapotheke auf der nächsten Seite.

TEEMISCHUNG: EASY FLOW

GÄNSEFINGERKRAUT	40 g
MELISSENBLÄTTER	25 g
SCHAFGARBENKRAUT	25 g
DAMIANABLÄTTER	20 g
FRAUENMANTELKRAUT	25 g
KAMILLENBLÜTEN	15 g
	150 g

Ab ca. 5 Tage vor der erwarteten Blutung täglich 3 Tassen trinken, 1 TL pro Tasse dosieren, 10 Minuten zugedeckt ziehen lassen.

AKUTAPOTHEKE MENSTRUATIONSSCHMERZEN

Wohlduftende Ölmischung: für eine sanfte Bauchmassage während der Tage. Auf 20 ml Johanniskrautöl (Rotöl) gibst du jeweils 4 Tropfen folgender ätherischer Öle:

* Zypresse 3 Tropfen
* Lavendel 2 Tropfen
* Melisse 4 Tropfen

„Heiße 7“: Schüßler-Salz Nr. 7, Magnesium phosphoricum: 10 Tabletten in einer Tasse heißem Wasser auflösen, möglichst heiß trinken. Mehrmals täglich wiederholen.

CBD-Öl 15–20%: akut 2–3-mal täglich 3 Tropfen einnehmen oder 2–3 Tropfen auf ein Menstruationsschwämmchen träufeln und einführen. Entspannung pur. Beim Kauf sollte immer auf naturreines CBD-Öl ohne Zusatzstoffe geachtet werden.

Gänsefingerkraut-Urtinktur (Ceres Anserina 20 ml): das „Anti-Krampf-Kraut“ Nr. 1 hat schon vielen Frauen geholfen, auf Schmerzmittel zu verzichten.

3–4 Tage vor Einsetzen der Menstruation mit der Einnahme beginnen, 2-mal täglich 3–4 Tropfen in etwas Wasser geben, schluckweise einnehmen. Akut mit Einsetzen der Blutung 3–4-mal täglich 5 Tropfen in etwas Wasser einnehmen.

Kupfersalbe Rot von Wala: die Nierengegend, Unterbauch und Fußsohlen einreiben. Diese „Wärmflasche für die Handtasche“ wärmt und löst Verkrampfungen.

WIE VIEL BLUT IST NORMAL?

Der Blutfluss bei einer gesunden Frau kann ziemlich stark variieren. Bei der einen sind es vielleicht nur 4 TL (= 20 ml) pro Menstruation, eine andere Frau verliert bis zu 80 ml oder mehr. Generell deutet ein starker Blutfluss auf eine höhere Östrogenproduktion hin, denn dieses Hormon ist für den Aufbau der Gebärmutterschleimhaut zuständig. Auch die Länge der Tage hat Einfluss auf den Blutverlust, 2–7 Tage kann eine Menstruation andauern. Kürzere oder längere Blutungszeiten deuten auf ein hormonelles Ungleichgewicht oder eine Erkrankung hin.

Apropos Erkrankung – auch Myome in der Gebärmutter oder eine Endometriose kann die Blutung verstärken. Wenn du so viel Blut verlierst, dass es dich erschöpft und du zu Eisenmangel neigst, ist es dringend notwendig, etwas zu unternehmen. Lasse eine sehr starke Blutung bitte auch immer gynäkologisch abklären.

Generell gilt: Alle Maßnahmen zu Entgiftung, wie im PMS-Teil erklärt, sind auch bei zu starker Blutung der erste Schritt. Darüber hinaus kannst du den Blutfluss mit Kräutern harmonisieren und deinen Eisenhaushalt auffüllen.

Frage dich auch, ob du deine Energie zu sehr „verströmst“, also nicht genug auf dich selbst achtest, bevor du dich für andere verausgabst. Ein zu starker Blutfluss kann auch ein Zeichen für Erschöpfung sein.

Häufig wird der Blutfluss bei Frauen ab 40 noch einmal stärker, dies ist ein Zeichen für eine hormonelle Umstellung, die schon lang vor den eigentlichen Wechseljahren beginnt.

TEEMISCHUNG: OVERFLOW

HIRTENTÄSCHELKRAUT	30 g
SCHAFGARBENKRAUT	30 g
BRENNNESSELBLÄTTER	20 g
GÄNSEFINGERKRAUT	20 g
FRAUENMANTEL	25 g
WIESENKNOPFKRAUT	25 g
	150 g

Ab ca. 5 Tage vor der erwarteten Blutung täglich 3 Tassen trinken, 1 TL pro Tasse dosieren, 10 Minuten zugedeckt ziehen lassen.

Menodoron von Weleda: ein bewährtes pflanzliches Mittel zur Regulierung von Menstruationsbeschwerden wie zu starker Regel. Nach Packungsbeilage einnehmen.

Dem Eisenmangel kannst du entgegenwirken, indem du Brennnesseltee trinkst und eisenhaltige Nahrungsmittel, wie Pfifferlinge, Schwarzwurzeln, Mangold, Kichererbsen, Pistazien oder Cashewkerne, zu dir nimmst. Auch stärkende Eintöpfe mit Roter Bete und Wurzelgemüse tun gut. Ein Präparat, das die Eisenaufnahme und -verwertung im Körper verbessert, ist Anaemodoron von Weleda.

ENDOMETRIOSE

Bis zu 10% der menstruierenden Frauen erleben Symptome, die über das gewöhnliche Maß hinausgehen: starke Schmerzen und Krämpfe, Durchfall, Erbrechen, Kreislaufbeschwerden. Meist ist eine Endometriose der Grund für diese starken Beschwerden. Das bedeutet, dass Zellen der Gebärmutterschleimhaut ihren Weg in den Bauchraum gefunden haben und dort Herde bilden, die bei jeder Menstruation krampfen und bluten. Es bleibt eine Verdachtsdiagnose, die nur durch eine operative Bauchspiegelung (Laparoskopie) gesichert werden kann. Bei diesem Eingriff werden – soweit möglich – die Herde entfernt. Die OP ist zwar minimalinvasiv, aber trotzdem nicht zu unterschätzen. Bei schweren Verläufen oder wenn der Kinderwunsch sich aufgrund der Endometriose nicht erfüllt, kann eine Operation sinnvoll sein. Da die Rückfallquote innerhalb der ersten drei Jahre nach der Operation mit 80% sehr hoch ist, ist eine begleitende naturheilkundliche Behandlung dringend anzuraten. Konventionell wird nach einer Operation mit Hormonen behandelt, die die Entstehung neuer Herde unterdrücken soll („Visanne"). Viele Frauen möchten diese Behandlung aufgrund der Nebenwirkungen jedoch nicht dauerhaft fortsetzen.

Ein hormonelles Ungleichgewicht mit einer Östrogendominanz liegt dem Krankheitsbild zugrunde sowie eine Neigung zu Entzündungen im Körper. Ein Zusammenhang zu Umweltgiften und eine genetische Disposition werden angenommen.

Ich empfehle eine Umstellung der Ernährung, u. a. mit Verzicht auf Weizen (fördert Entzündungen im Körper) und Kuhmilchprodukte sowie einen stressärmeren Lebensstil und die Beschäftigung mit dem eigenen Zyklus. Eine naturheilkundliche Behandlung mit Heilpflanzen, Homöopathie oder Akupunktur kann sehr hilfreich sein. Alle Rezepte zur Entgiftung, schmerzhafter und starker Menstruation aus diesem Buch können bei Endometriose Anwendung finden. Spezifische Pflanzen, die bei Endometriose unterstützen, sind die Angelika und die Mistel. Auch die Einnahme von Kurkuma wirkt bei manchen Frauen lindernd.

Ein Blick auf das eigene Arbeitspensum (und dazu zählen auch Haushalt und das Mutter-Sein) kann helfen, realistisch einzuschätzen, ob ein gesunder Hormonhaushalt unter den gegebenen Umständen überhaupt möglich ist. Solltest du merken, dass es definitiv zu viel ist, was du stemmen musst, heißt es: abgeben, Unterstützung suchen und wo möglich reduzieren, egal ob in der Familie oder im Beruf. Mache dir bewusst, dass du deine Arbeit nur gut machen kannst oder auch deine Rolle als Mutter nur ausfüllen kannst, wenn du selbst auf dich achtest. Sonst sind die Ressourcen irgendwann verbraucht, und es geht gar nichts mehr – und das wäre wirklich schade!

Aus meiner naturheilkundlichen Praxis kann ich berichten, was sich bei vielen von Endometriose betroffenen Frauen wie ein roter Faden durch die Biografien zieht: ein mangelndes Gefühl von Sicherheit und Heimat, z. B. aufgrund von häufigen Ortswechseln, Trennungen und anderen Verlusten in der Kindheit. Diese Verunsicherung betrifft das menschliche Grundbedürfnis nach engen Bindungen und Geborgenheit.

Körperlich scheint auffällig, dass viele Betroffene in der Kindheit unter Atemwegserkrankungen wie wiederkehrender Angina litten, die unterdrückend mit Antibiosen behandelt wurden. Manchmal legt sich so eine Neigung zu wuchernden Schleimhäuten dann ab der Pubertät auf den Unterleib.

Das rote Zelt

Es wird erzählt, dass die Frauen sich früher zu Neumond im roten Zelt trafen. Heute wird diese Tradition wieder neu entdeckt, und in manchen Städten werden zu Neumond regelmäßig rote Zelte angeboten – Rückzugsräume, um Frausein wieder zu zelebrieren. Du kannst dein persönliches rotes Zelt auch zu Hause auf dem Sofa aufschlagen. Ich habe mir dafür eine hübsche Box gestaltet, die ich mit Gegenständen für meine Mondzeit fülle.

Must-haves für deine Menstruationspause:

* Lieblings-Teemischung
* Bücher zum Schwelgen
* Tagebuch & roter Stift
* Rotes Schmuckstück
* Räucherwerk, Kerzen und ätherische Öle
* Entspannende Playlist

Selfcare-Ideen für die Winterzeit

* Warmes Essen schon vorbereitet haben für die Arbeit
* Pausen im Liegen verbringen
* Tee zum Loslassen
* Abends warm baden
* Füße & unteren Rücken massieren (lassen), z. B. mit Kupfersalbe oder Johanniskrautöl
* Bücher & Filme, die die Seele nähren
* Dunkle Schokolade (am besten Rohkakao!)

DO'S AND DON'TS IM ZYKLUSWINTER

Do

* Liegen
* Nichts tun
* Lesen
* Musik hören
* Stricken
* Nach innen lauschen
* Journaling

Don't

* Neue Projekte anfangen
* Für andere da sein
* Viel unternehmen

REZEPTTIPP:

* Wärmende Gemüsesuppe mit Sellerie, Petersilienwurzel, Kartoffeln und Kürbis. Mit Lorbeerblättern, Wacholderbeeren und Ingwer gewürzt. Heizt ein und macht glücklich.
* Möhren-Fenchel-Pfanne mit Frühlingszwiebeln, abgeschmeckt mit Sojasoße und bestreut mit Sesam.

Achtsamkeit für den Körper:

* Yoga: Schmetterlings-Pose (auf dem Rücken liegen, Beine sind leicht angewinkelt und die Fußsohlen berühren sich), Shavasana (auf dem Rücken liegen, den Boden spüren)
* Ölmassage
* Baden mit Lavendel
* Meditation
* Qigong
* Geführte Innenreise, z. B. Bodyscan

ICH HABE KEINEN ZYKLUS

WAS KANN ICH TUN?

Vielleicht gehörst du zu der Gruppe von Frauen, denen zwar kein PCOS-Syndrom diagnostiziert wurde, die aber dennoch keine Regelblutung haben. Wenn die männlichen Hormone nicht erhöht sind, die weiblichen aber zu niedrig, um Eireifung, Eisprung und Aufbau der Gebärmutterschleimhaut zu „produzieren", wird von „hypothalamischer Amenorrhö" gesprochen. Diese ist fast immer eine Folge von körperlichem Stress durch zu viel Sport, oft gepaart mit einem zu geringen Gewicht. Mit anderen Worten: Wenn dir deine Ernährung extrem wichtig ist und du sehr viel Sport treibst, könnte dies schon der Grund für eine ausbleibende Blutung sein. Dies trifft viele Frauen, die sich eigentlich für sehr gesund halten und sich leistungsfähig fühlen. Vielleicht bewundern dich viele sogar für deine Disziplin und deine Sportlichkeit.

Das Problem ist aber, dass dein Körper nicht genügend Substanz hat – er bekommt entweder nicht genügend Kalorien für das hohe Aktivitätsniveau oder ist generell an der Grenze

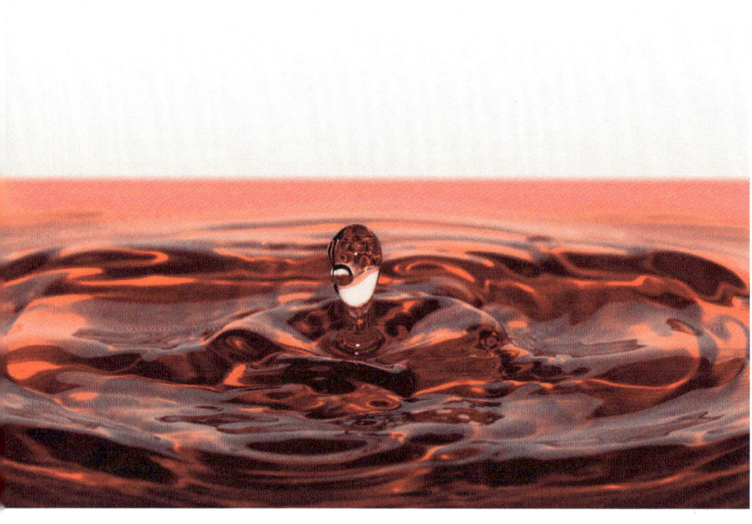

zum Untergewicht. Das verursacht dem Körper Stress, und er schränkt die Fortpflanzungsfähigkeit ein. Er hat nicht genügend Ressourcen, um diese Funktion aufrechtzuerhalten. Wenn der Anteil des Körperfetts am Gesamtgewicht auf unter ca. 22 % fällt, bleibt die Regelblutung oftmals aus. Auch anderer exzessiver Stress kann zum Ausbleiben der Periode führen.

Wenn deine Periode längerfristig ausbleibt, birgt dies durchaus Gefahren für deine Gesundheit: Verminderte Knochendichte, trockene Haut und trockenes Haar, Erschöpfung, ständiges Frieren, schlechter Schlaf und ein langfristig erhöhtes Risiko für Herzerkrankungen können die Folge sein. Und natürlich bist du nicht fruchtbar. Genug Gründe also, hier etwas Selbstfürsorge zu betreiben.

SO BEKOMMST DU DEINE PERIODE ZURÜCK

Wenn du dich jetzt ertappt fühlst, heißt es erst einmal, „Inventur" zu machen. Wie viel Sport treibst du regelmäßig, und wie sieht es mit deiner Kalorienzufuhr aus? Wiegst du wirklich genug, damit dein Körper gesund sein kann? Lasse dich nicht von Instagram-Fotos blenden, die scheinbar gesunde, dünne junge Frauen zeigen. Sehr viele Sportlerinnen, Models und Ernährungsjunkies leiden selbst unter Amenorrhö. Die Abwesenheit deiner Periode ist ein Zeichen dafür, dass dein Lebensstil Stress für deinen Körper verursacht, sogar wenn du dich nicht gestresst fühlst.

Wenn du mehr als 3–4-mal die Woche intensiven Ausdauersport betreibst, frage dich auch, was du damit kompensierst. Warum brauchst du das? Dann versuche schrittweise, dein Sportpensum zu reduzieren oder weniger stark beanspruchende Methoden zu wählen. Warst du bisher 4-mal pro Woche laufen, tausche einen Lauf gegen eine Yoga- oder Stretchsession ein. Nach jeder intensiveren Einheit solltest du einen Tag Pause einlegen.

Was die Ernährung angeht, so stelle sicher, dass du genügend Fette und Kohlenhydrate aus verschiedenen Quellen zu dir nimmst. Eine schöne Unterstützung kann das Seed Cycling sein. Es ist möglich, dass du einige Kilo zunehmen musst, damit deine Periode zurückkehrt. Vielleicht weißt du, wie viel du gewogen hast, als du deine Periode noch bekommen hast?

Seed Cycling

Erste Zyklushälfte:
Täglich 1 TL Kürbiskerne und 1 TL Leinsamen
→ unterstützt den Östrogenhaushalt
Zweite Zyklushälfte:
Täglich 1 TL Sesamsamen und 1 TL Sonnenblumenkerne
→ unterstützt den Progesteronhaushalt

DIE MONDPHASEN NUTZEN

Solange du noch keinen eigenen Zyklus hast, kannst du den Zyklus des Mondes nutzen, um dich daran auszurichten. Die zunehmende Mondphase steht für die erste Zyklushälfte – hier gilt also alles, was du in den Kapiteln Frühling und Sommer findest. In dieser Zeit kannst du alle naturheilkundlichen Mittel nutzen, um den Eisprung anzuregen (siehe Seite 42). Um den Vollmond herum, in der „Eisprungphase", kannst du nachts die Gardinen oder Vorhänge offen lassen, um das Licht des Vollmonds ins Zimmer zu lassen. Zu allen anderen Zeiten solltest du in einem gut abgedunkelten Zimmer schlafen. Diese sogenannte „Lunaception"-Methode hilft dem Hormonsystem, sich zu regulieren.

Be a superhero!

Period!

In der Phase des abnehmenden Mondes geht es dann in Richtung Herbst, und der Winter steht für die Zeit um den Neu- oder Leermond. Versuche, in dieser Zeit deinen Stress zu reduzieren und deutlich mehr Pausen einzuhalten. Das fällt anfangs sicher schwer, bist du es doch gewohnt, auf Stresshormonen zu laufen (und das kann sich ziemlich lang echt gut anfühlen).

Langfristig ist die Entschleunigung aber der deutlich gesündere Weg, der auch zu mehr Zufriedenheit führt. Ich empfehle dir, durchgehend die Ceres Alchemilla-Urtinktur einzunehmen (täglich morgens und abends 3–4 Tropfen in einem Schluck Wasser), um deinen Hormonhaushalt zu unterstützen.

Achte auch auf eine genügende Zufuhr von Mikronährstoffen, damit dein Körper alle Bausteine zur Verfügung hat, die das Hormonsystem braucht.

Als durchgehende Begleitung kann die folgende Teemischung hilfreich sein:

HEALTHY PERIODS TEA

BEIFUSSKRAUT	30 g
FRAUENMANTELKRAUT	30 g
SCHAFGARBENKRAUT	20 g
ERDBEERBLÄTTER	20 g
PASSIONSBLUMENKRAUT	25 g
BRENNNESSELBLÄTTER	25 g
ROSENBLÜTEN	15 g
	160 g

Täglich 2–3 Tassen trinken, 1 TL pro Tasse dosieren und 10 Minuten zugedeckt ziehen lassen.

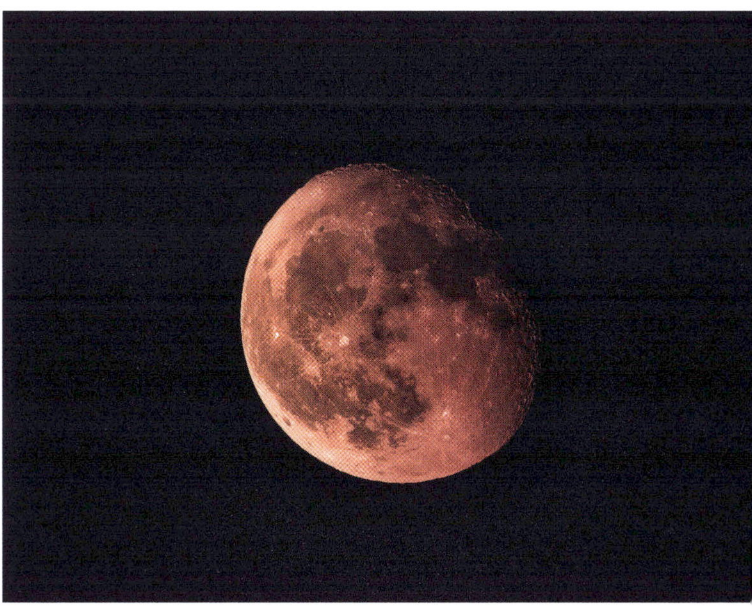

TEIL 3

DEIN ZYKLUS-JOURNAL

Auf den nächsten Seiten kannst du deine Zyklusreise ganz praktisch beginnen! Beginne mit der Blutung: Der erste Tag der Menstruation ist dein Zyklustag 1, diese Zählung findest du im inneren Ring des Zyklusrades. Die Tage der Menstruation kannst du rot schraffieren. Solltest du zur Zeit keine Menstruation haben, kannst du den nächsten Neumond als Zyklustag 1 bestimmen. Auf dem äußeren Ring trägst du das Datum ein, dann weißt du genau, wann dein Zyklus angefangen hat und kannst – wenn du deinen Zyklus ein wenig kennst – vorausrechnen, wann z. B. dein Eisprung sein wird und wann deine nächste Regel kommt. Jede Spalte steht für einen Zyklustag, zu dem du Symbole oder Stichworte eintragen kannst, die deine körperlichen Empfindungen und deine Stimmungen beschreiben. Nutze meine Symbolvorschläge oder entwirf eigene Symbole für das, was dir wichtig ist festzuhalten.

Wenn du einige Räder ausgefüllt hast, bekommst du so einen guten Überblick darüber, wie dein ganz persönlicher Zyklus funktioniert. Du findest heraus, welche Empfindungen und Symptome sich an bestimmten Zyklustagen wiederholen. Vielleicht findest du heraus, dass der Zyklustag 21 immer besonders schwierig ist, oder dass du an Zyklustag 14 besonders viel träumst. Mit jedem Zyklus lernst du dich besser kennen und kannst deinem Körper immer mehr vertrauen.

Auf der Seite, die auf das Zyklusrad folgt, kannst du eintragen, welche Themen dich in jeder inneren Jahreszeit bewegen, was du dir vornehmen oder loslassen möchtest. Auch hier bekommst du nach einiger Zeit einen Überblick über Dinge, die dir immer wieder begegnen.

Viel Freude beim Zyklustracking!

VOM 7.3.2020 BIS ....

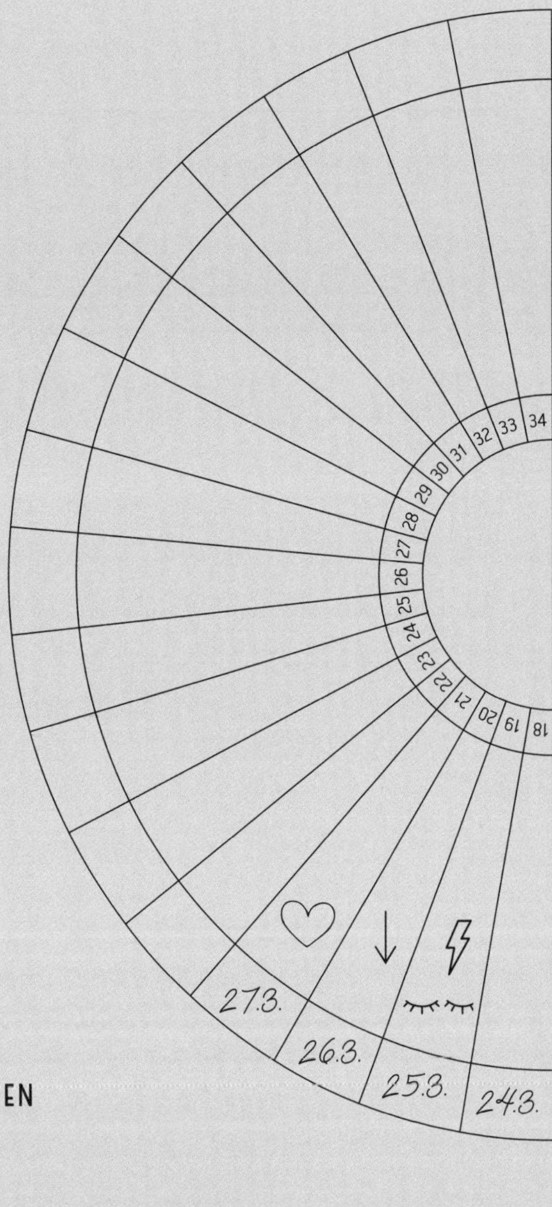

LEGENDE

GLÜCKLICH

TRAURIG

GEREIZT

MÜDIGKEIT

ENERGIEGELADEN

SCHLAPP

~~Kopf~~_SCHMERZ

Trage hier das Datum ein und schraffiere die Tage deiner Menstruation.

Beschreibe deine Empfindungen im Journal. Dazu umblättern!

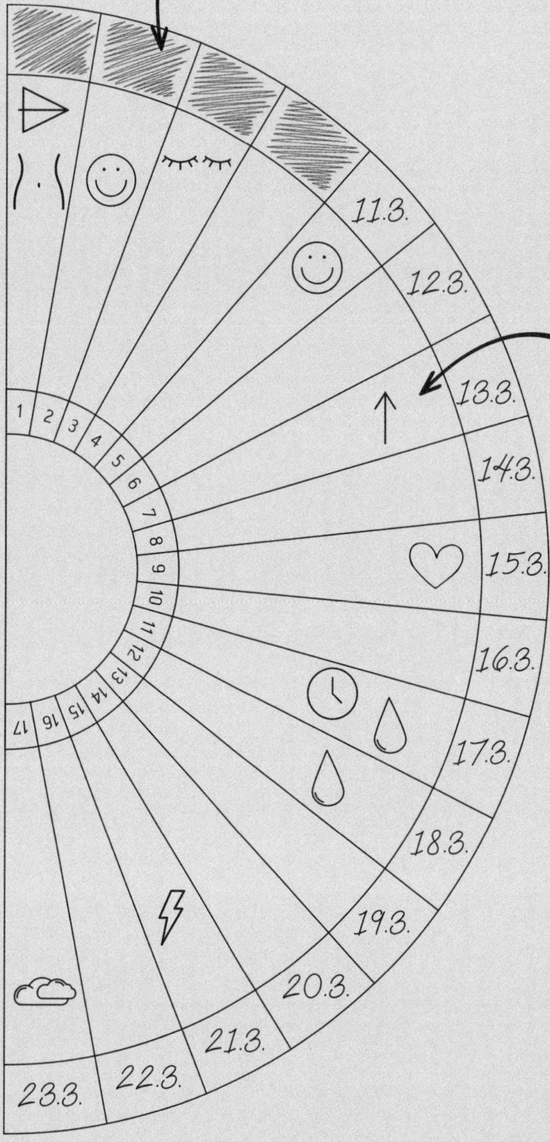

Trage mithilfe der Icons jeden Tag deine Stimmung in das Zyklusrad ein.

AUSFLUSS

SEX

STRESS

KRANKHEIT

REISE

EMPFINDLICHE BRUST

UNTERLEIBSSCHMERZEN

FRÜHLING

Dankbar für: Meine tolle Geburtstagsfeier

Unzufrieden/Unsicher mit: Hab meine Bewerbung abgeschickt. Hoffentlichbekomme ich positives Feedback.

SOMMER

Dankbar für: Den ganzen Abend draußen sitzen, das lang ersehnte Wiedersehen mit Laura

Unzufrieden/Unsicher mit: Am Wochenende zu viel vorgenommen! Ich brauche mehr Ruhe. Was könnte ich absagen?

HERBST

Dankbar für: Ich schlafe gerade sehr erholsam und gut.

Unzufrieden/Unsicher mit: Ich möchte mir unbedingt mehr Freiräume für Hobbies nehmen. Wann hab ich zum letzten Mal etwas genäht?

WINTER

Dankbar für: Das produktive Gespräch mit meiner Chefin. Gut, dass ich mich getraut hab.

Unzufrieden/Unsicher mit: Eigentlich bin ich grade sehr happy!

VOM .... BIS ....

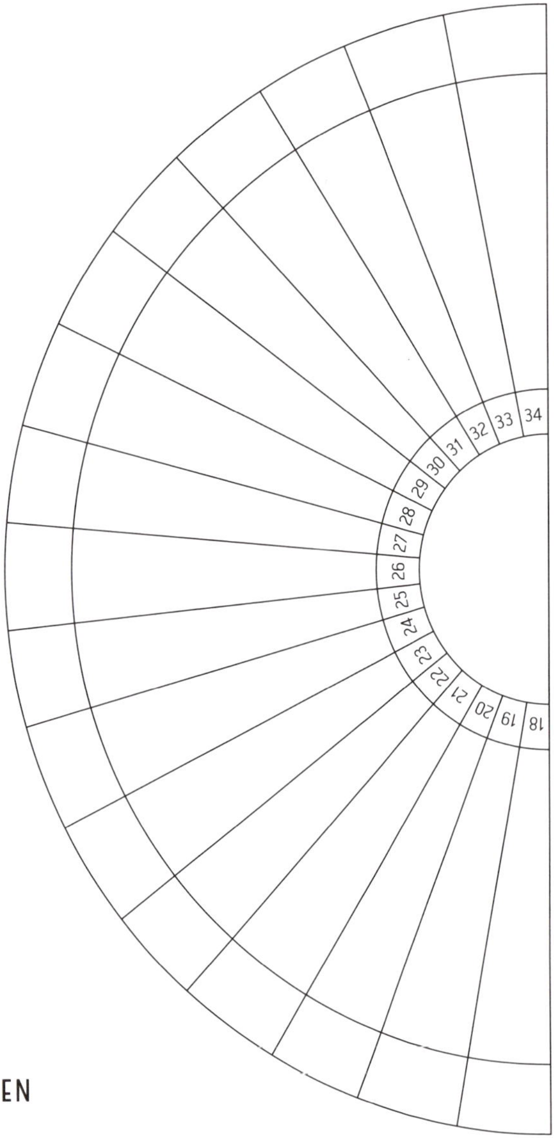

LEGENDE

GLÜCKLICH

TRAURIG

GEREIZT

MÜDIGKEIT

ENERGIEGELADEN

SCHLAPP

_____SCHMERZ

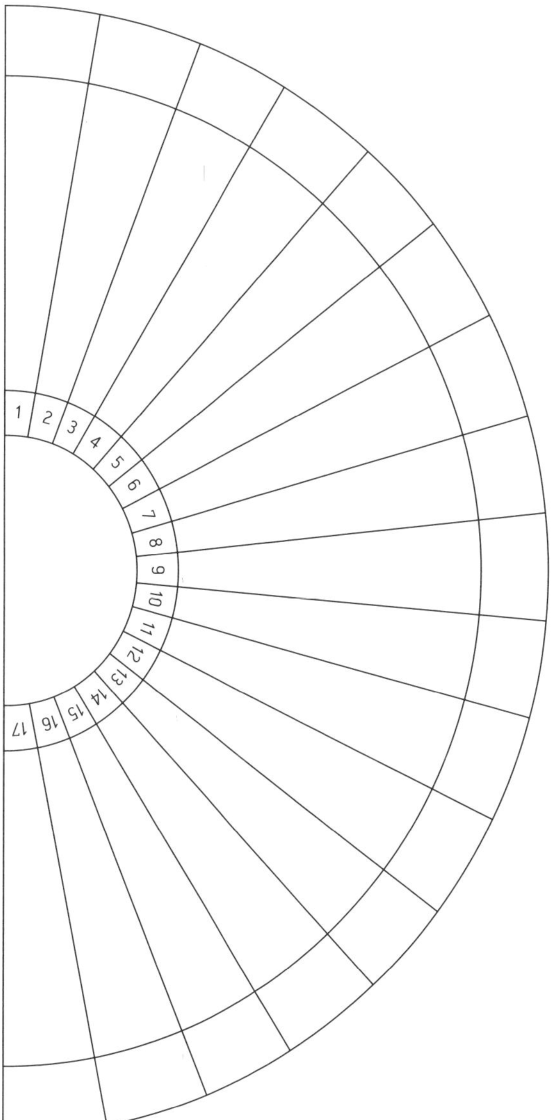

AUSFLUSS

SEX

STRESS

KRANKHEIT

REISE

EMPFINDLICHE BRUST

UNTERLEIBSSCHMERZEN

MEINE THEMEN FÜR DIESEN ZYKLUS SIND ...

FRÜHLING

Dankbar für:

Unzufriedern/Unsicher mit:

SOMMER

Dankbar für:

Unzufriedern/Unsicher mit:

HERBST

Dankbar für: ....

....

....

Unzufriedern/Unsicher mit: ....

....

....

....

WINTER

Dankbar für: ....

....

....

Unzufriedern/Unsicher mit: ....

....

....

VOM .... BIS ....

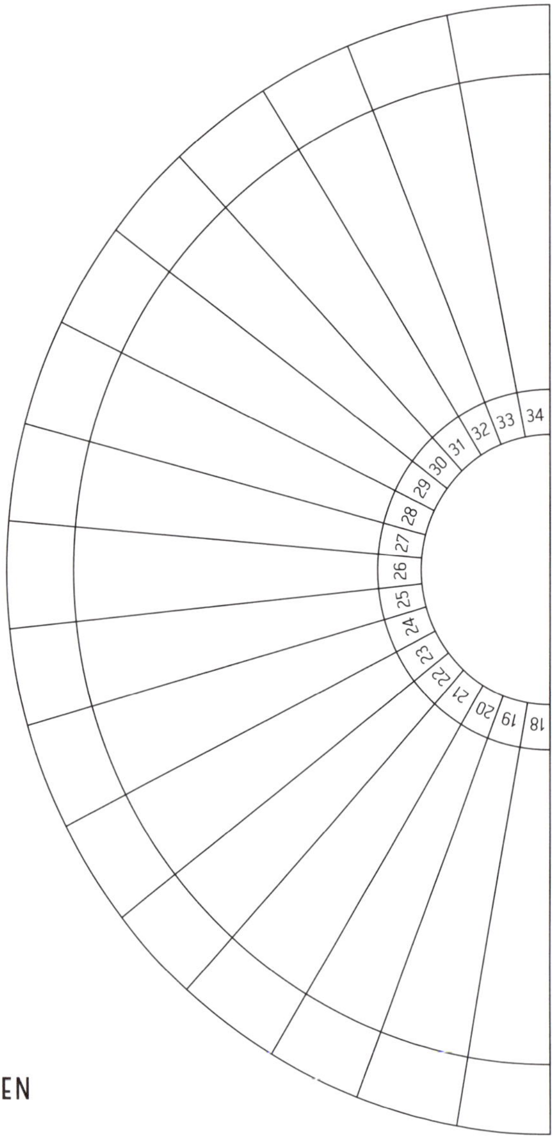

LEGENDE

GLÜCKLICH

TRAURIG

GEREIZT

MÜDIGKEIT

ENERGIEGELADEN

SCHLAPP

_____SCHMERZ

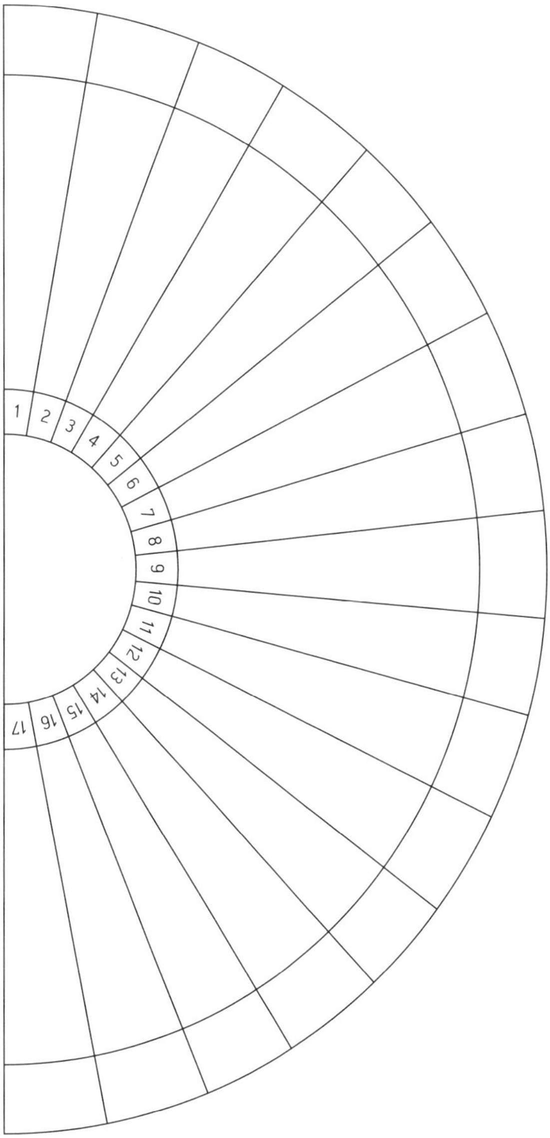

AUSFLUSS

SEX

STRESS

KRANKHEIT

REISE

EMPFINDLICHE BRUST

UNTERLEIBSSCHMERZEN

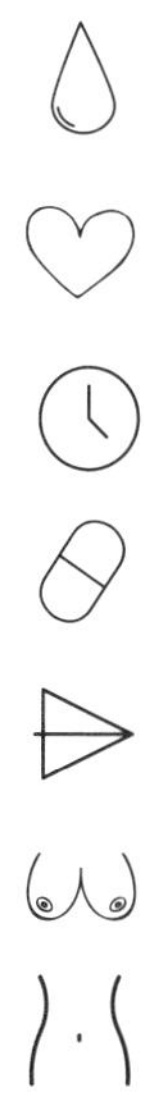

MEINE THEMEN FÜR DIESEN ZYKLUS SIND ...

FRÜHLING

Dankbar für: ....

....

....

Unzufriedern/Unsicher mit: ....

....

....

....

SOMMER

Dankbar für: ....

....

....

Unzufriedern/Unsicher mit: ....

....

....

HERBST

Dankbar für:

Unzufriedern/Unsicher mit:

WINTER

Dankbar für:

Unzufriedern/Unsicher mit:

VOM .... BIS ....

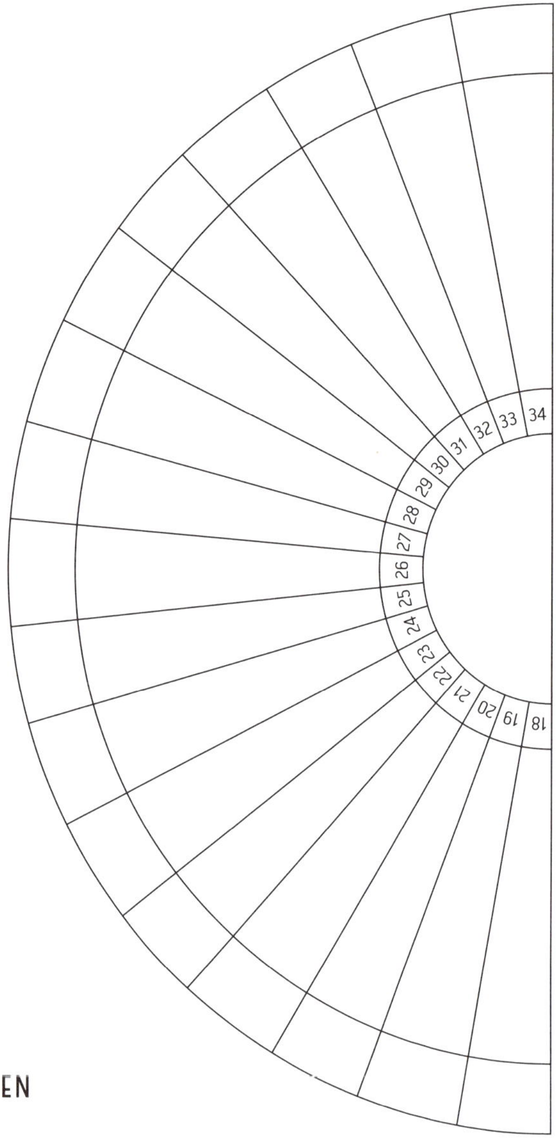

LEGENDE

GLÜCKLICH

TRAURIG

GEREIZT

MÜDIGKEIT

ENERGIEGELADEN

SCHLAPP

_____SCHMERZ

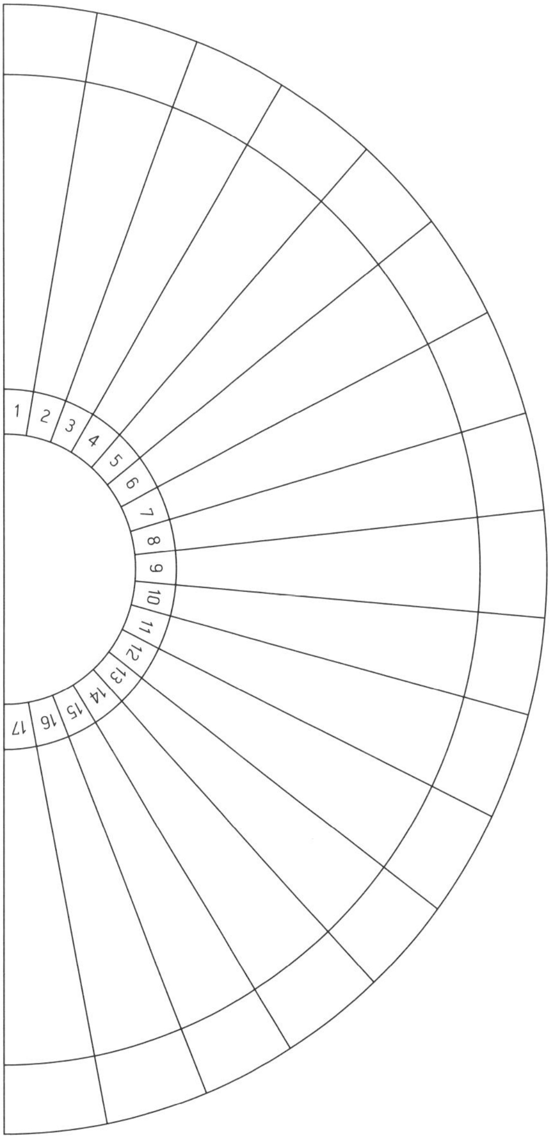

AUSFLUSS 

SEX 

STRESS 

KRANKHEIT 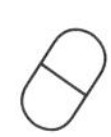

REISE 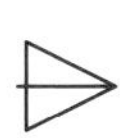

EMPFINDLICHE BRUST 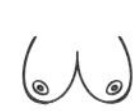

UNTERLEIBSSCHMERZEN 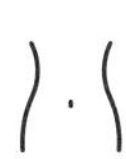

MEINE THEMEN FÜR DIESEN ZYKLUS SIND ...

FRÜHLING

Dankbar für: ____________________

____

____

Unzufriedern/Unsicher mit: ____________________

____

____

____

SOMMER

Dankbar für: ____________________

____

____

Unzufriedern/Unsicher mit: ____________________

____

____

HERBST

Dankbar für:

Unzufriedern/Unsicher mit:

WINTER

Dankbar für:

Unzufriedern/Unsicher mit:

VOM .... BIS ....

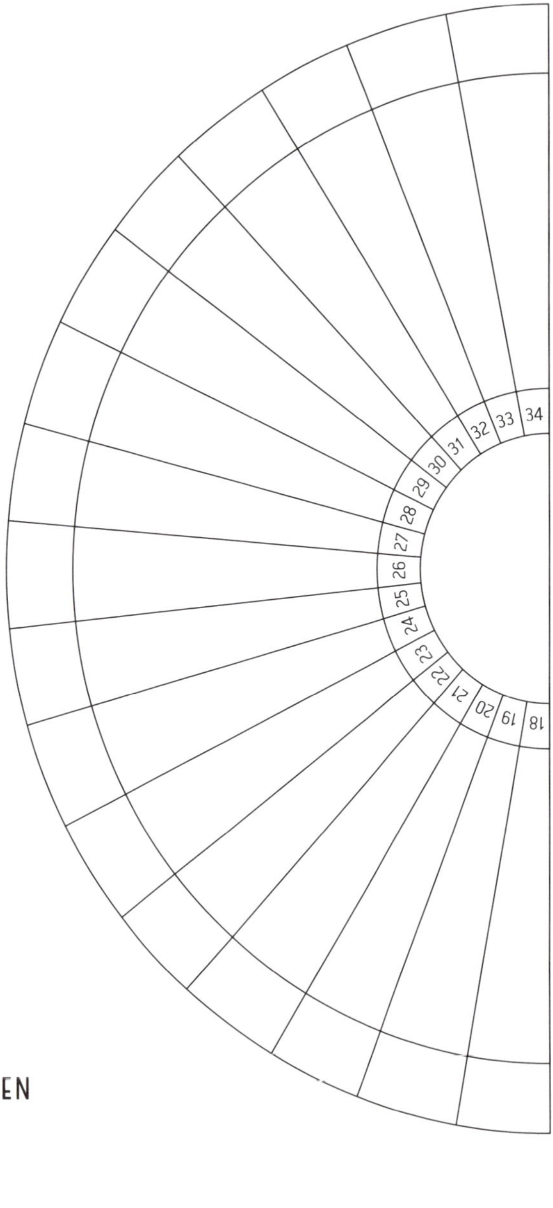

LEGENDE

- GLÜCKLICH
- TRAURIG
- GEREIZT
- MÜDIGKEIT
- ENERGIEGELADEN
- SCHLAPP
- _____SCHMERZ

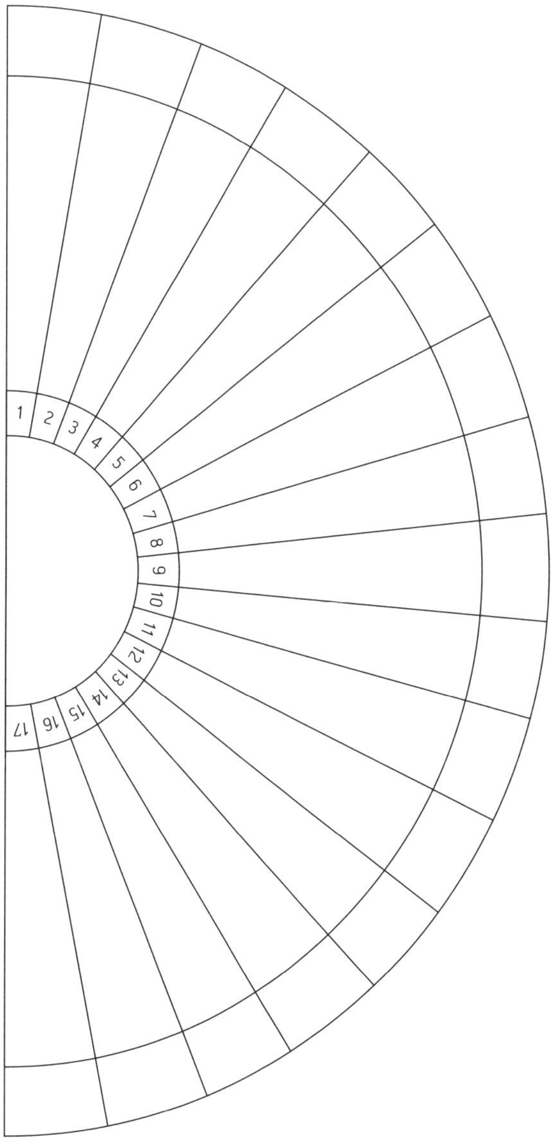

AUSFLUSS

SEX

STRESS

KRANKHEIT

REISE

EMPFINDLICHE BRUST

UNTERLEIBSSCHMERZEN

MEINE THEMEN FÜR DIESEN ZYKLUS SIND ...

FRÜHLING

Dankbar für: ....

....

....

Unzufriedern/Unsicher mit: ....

....

....

....

SOMMER

Dankbar für: ....

....

....

Unzufriedern/Unsicher mit: ....

....

....

HERBST

Dankbar für: ....

....

....

Unzufriedern/Unsicher mit: ....

....

....

....

WINTER

Dankbar für: ....

....

....

Unzufriedern/Unsicher mit: ....

....

....

VOM .... BIS ....

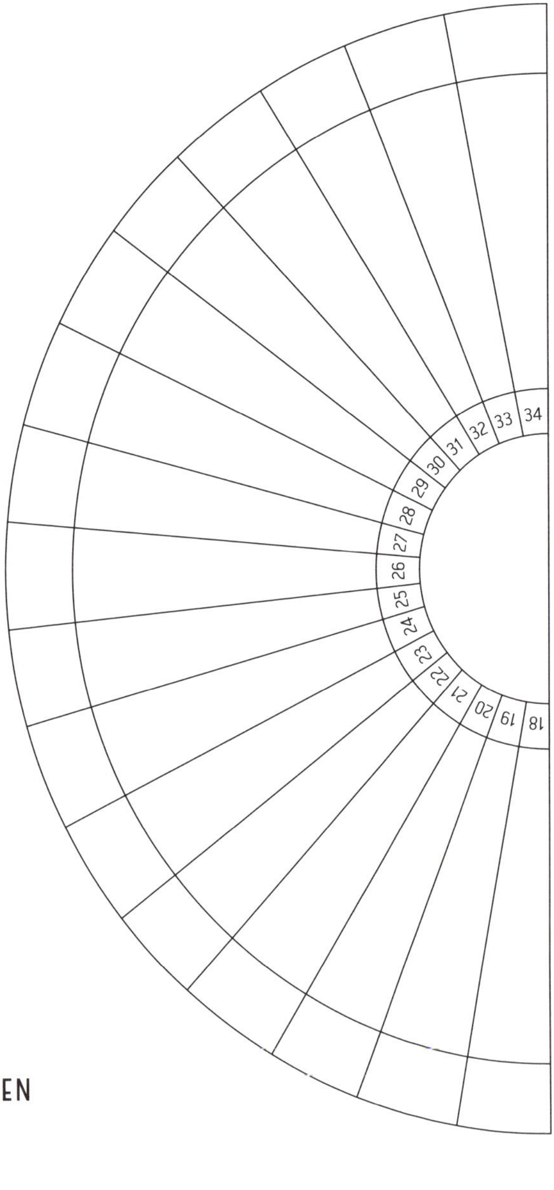

LEGENDE

- GLÜCKLICH
- TRAURIG
- GEREIZT
- MÜDIGKEIT
- ENERGIEGELADEN
- SCHLAPP
- _____SCHMERZ

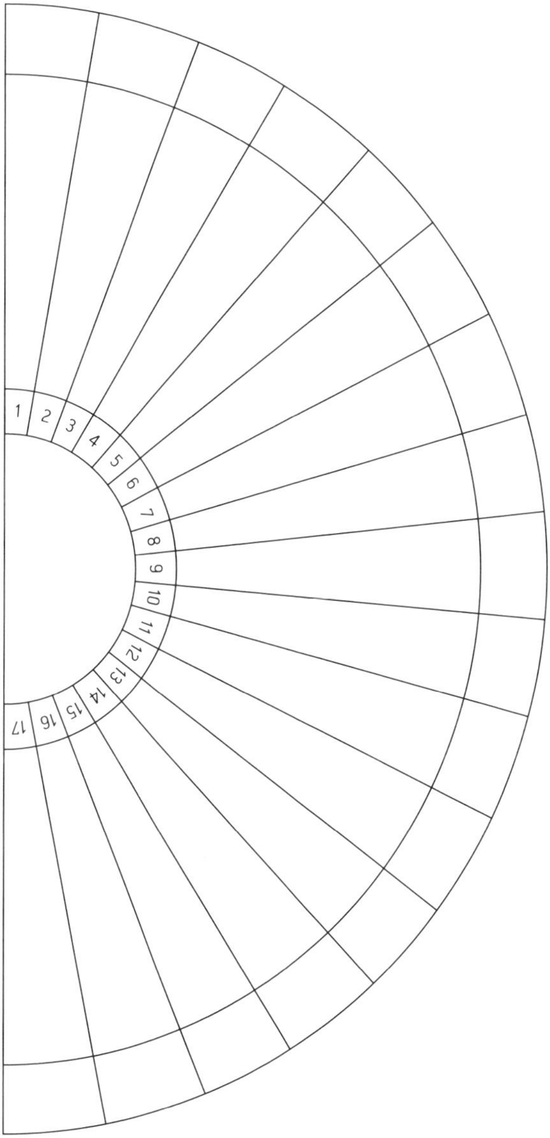

AUSFLUSS

SEX

STRESS

KRANKHEIT

REISE

EMPFINDLICHE BRUST

UNTERLEIBSSCHMERZEN

MEINE THEMEN FÜR DIESEN ZYKLUS SIND ...

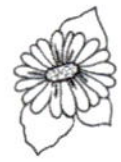

FRÜHLING

Dankbar für:

Unzufriedern/Unsicher mit:

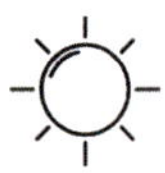

SOMMER

Dankbar für:

Unzufriedern/Unsicher mit:

HERBST

Dankbar für:

Unzufriedern/Unsicher mit:

WINTER

Dankbar für:

Unzufriedern/Unsicher mit:

VOM .... BIS ....

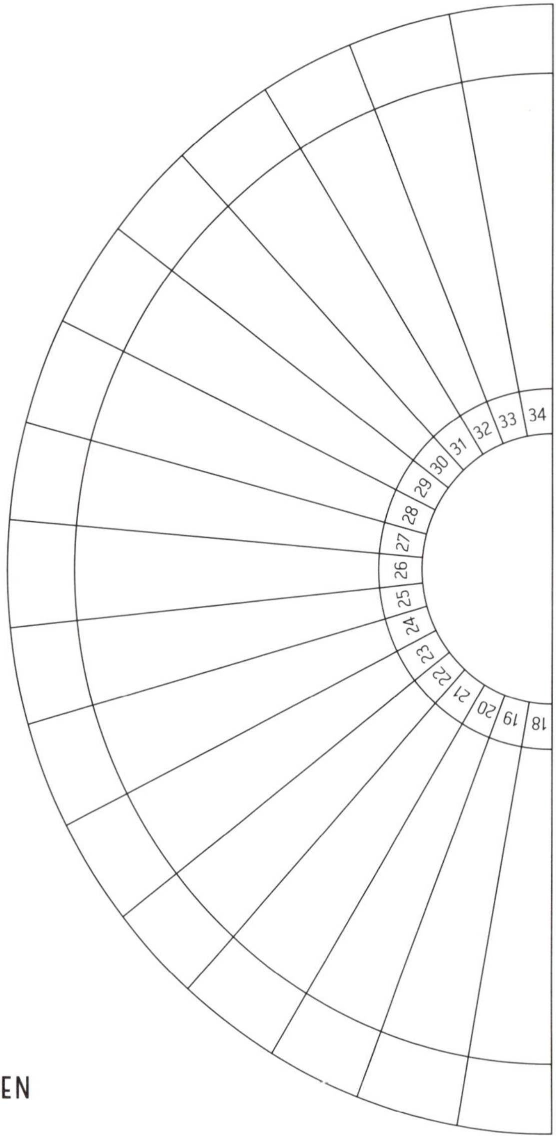

LEGENDE

GLÜCKLICH

TRAURIG

GEREIZT

MÜDIGKEIT

ENERGIEGELADEN

SCHLAPP

_____SCHMERZ

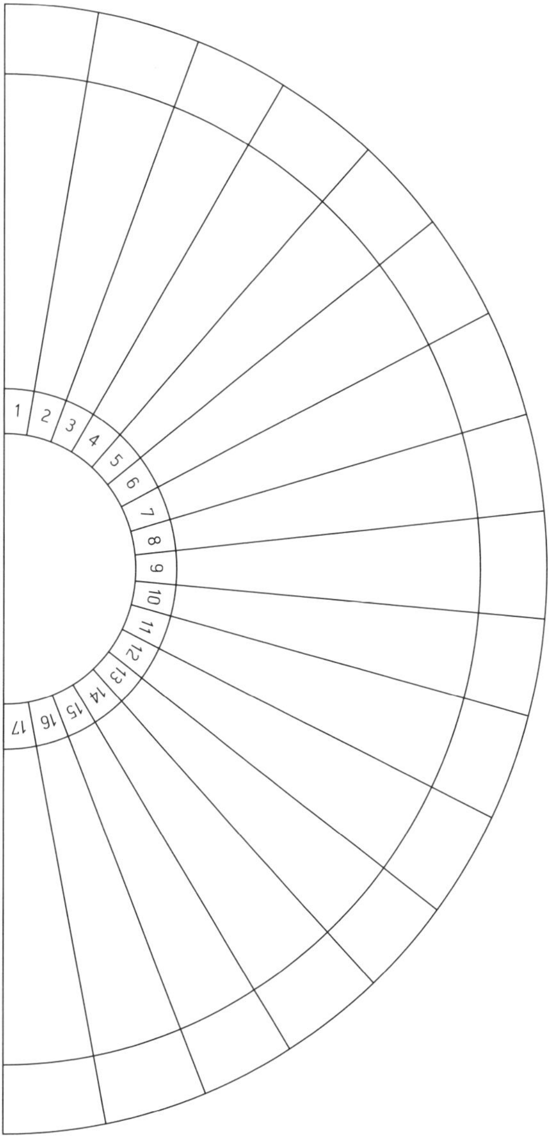

AUSFLUSS

SEX

STRESS

KRANKHEIT

REISE

EMPFINDLICHE BRUST

UNTERLEIBSSCHMERZEN

MEINE THEMEN FÜR DIESEN ZYKLUS SIND ...

FRÜHLING

Dankbar für: ....

....

....

Unzufriedern/Unsicher mit: ....

....

....

....

SOMMER

Dankbar für: ....

....

....

Unzufriedern/Unsicher mit: ....

....

....

HERBST

Dankbar für:

Unzufriedern/Unsicher mit:

WINTER

Dankbar für:

Unzufriedern/Unsicher mit:

VOM .... BIS ....

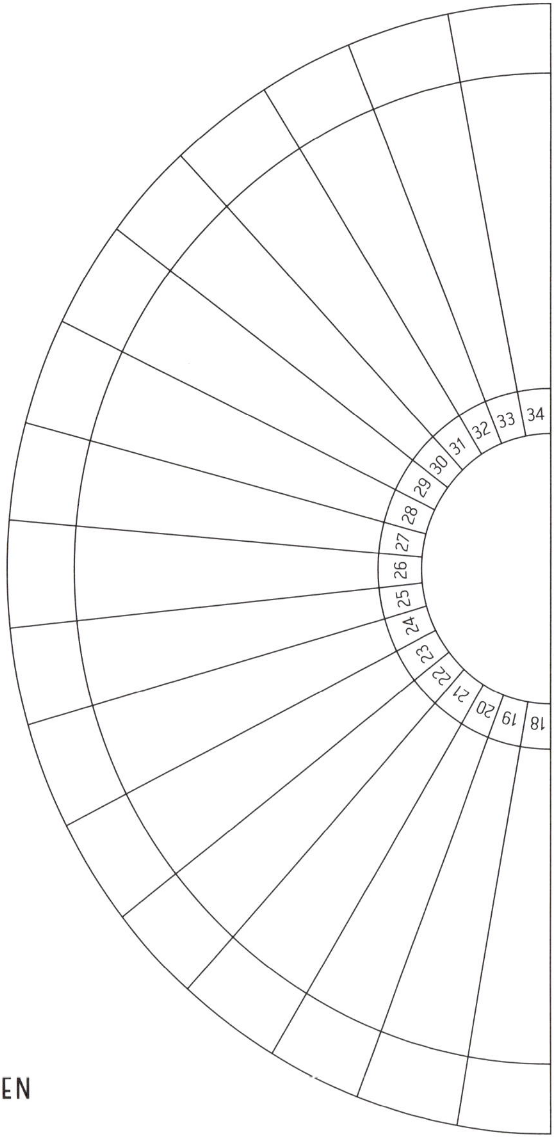

LEGENDE

GLÜCKLICH

TRAURIG

GEREIZT

MÜDIGKEIT

ENERGIEGELADEN

SCHLAPP

_____SCHMERZ

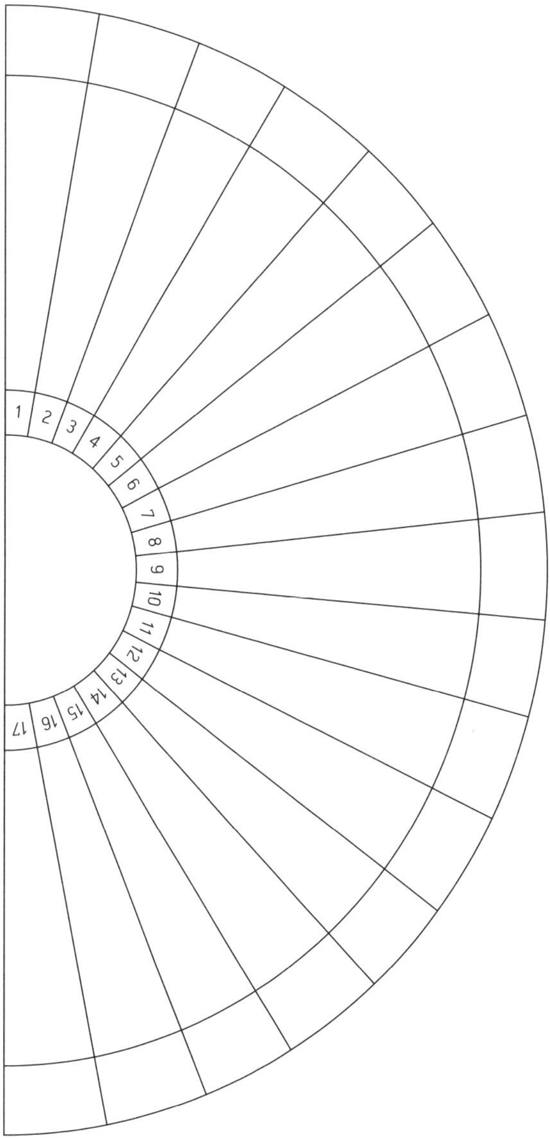

AUSFLUSS

SEX

STRESS

KRANKHEIT

REISE

EMPFINDLICHE BRUST

UNTERLEIBSSCHMERZEN

MEINE THEMEN FÜR DIESEN ZYKLUS SIND ...

FRÜHLING

Dankbar für:

Unzufriedern/Unsicher mit:

SOMMER

Dankbar für:

Unzufriedern/Unsicher mit:

HERBST

Dankbar für: ....

....

....

Unzufriedern/Unsicher mit: ....

....

....

....

WINTER

Dankbar für: ....

....

....

Unzufriedern/Unsicher mit: ....

....

....

VOM .... BIS ....

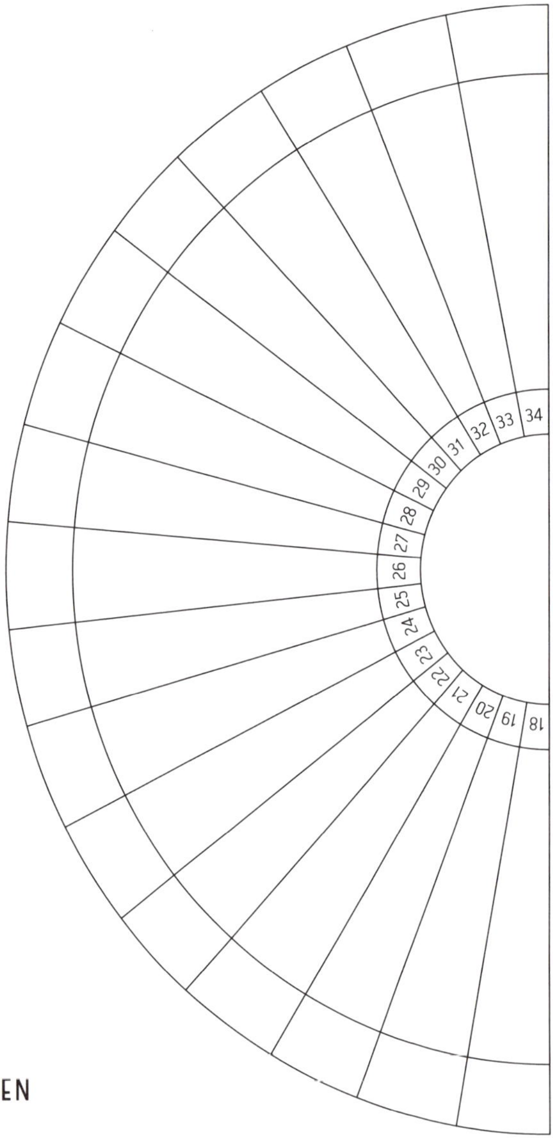

LEGENDE

GLÜCKLICH

TRAURIG

GEREIZT

MÜDIGKEIT

ENERGIEGELADEN

SCHLAPP

_____SCHMERZ

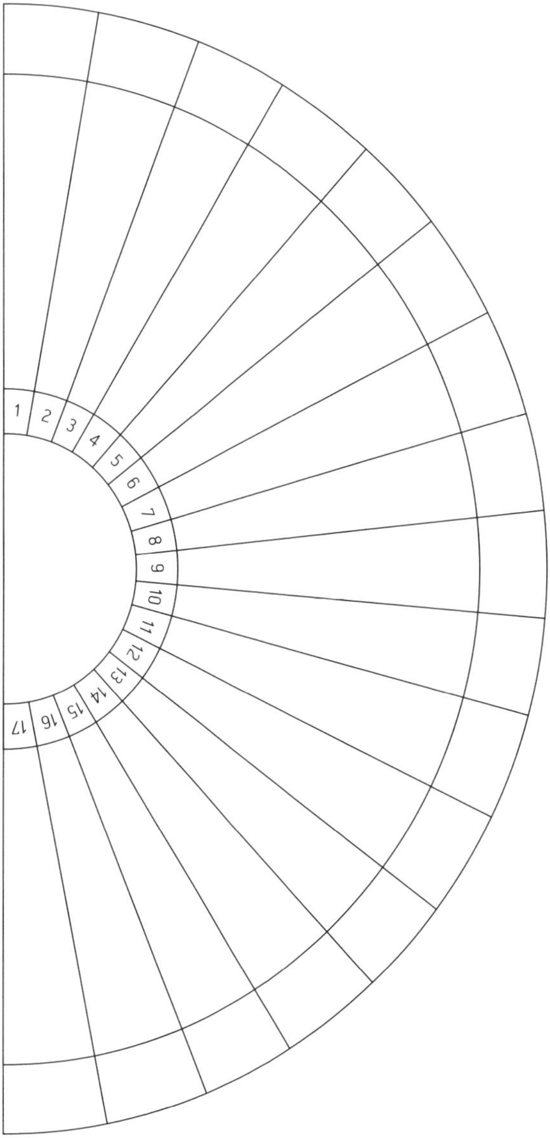

AUSFLUSS

SEX

STRESS

KRANKHEIT

REISE

EMPFINDLICHE BRUST

UNTERLEIBSSCHMERZEN

MEINE THEMEN FÜR DIESEN ZYKLUS SIND ...

FRÜHLING

Dankbar für: ....

....

....

Unzufriedern/Unsicher mit: ....

....

....

....

SOMMER

Dankbar für: ....

....

....

Unzufriedern/Unsicher mit: ....

....

....

HERBST

Dankbar für: ....

....

....

Unzufriedern/Unsicher mit: ....

....

....

....

WINTER

Dankbar für: ....

....

....

Unzufriedern/Unsicher mit: ....

....

....

VOM .... BIS ....

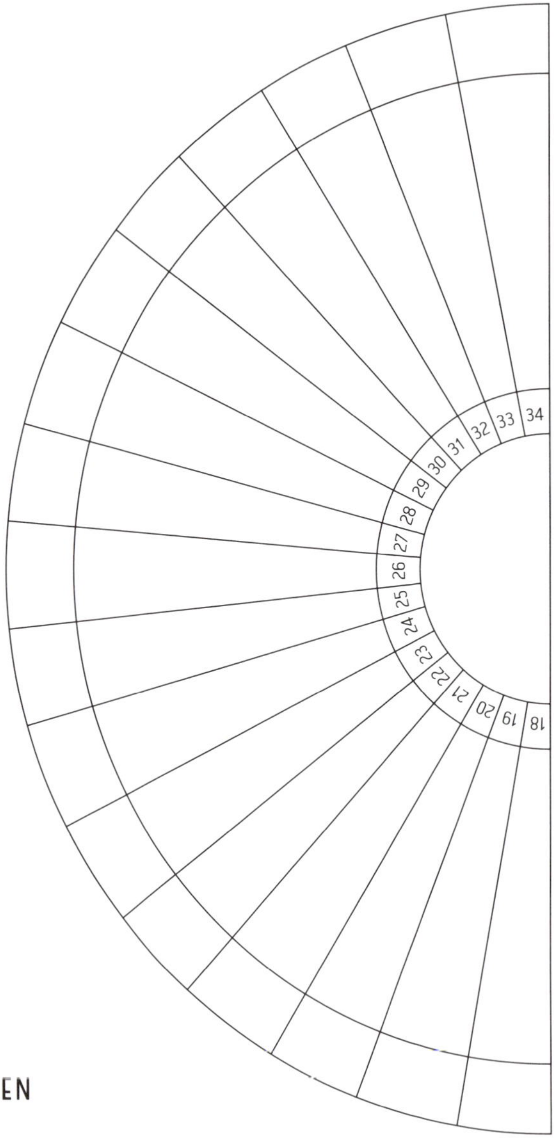

LEGENDE

- GLÜCKLICH
- TRAURIG
- GEREIZT
- MÜDIGKEIT
- ENERGIEGELADEN
- SCHLAPP
- _____SCHMERZ

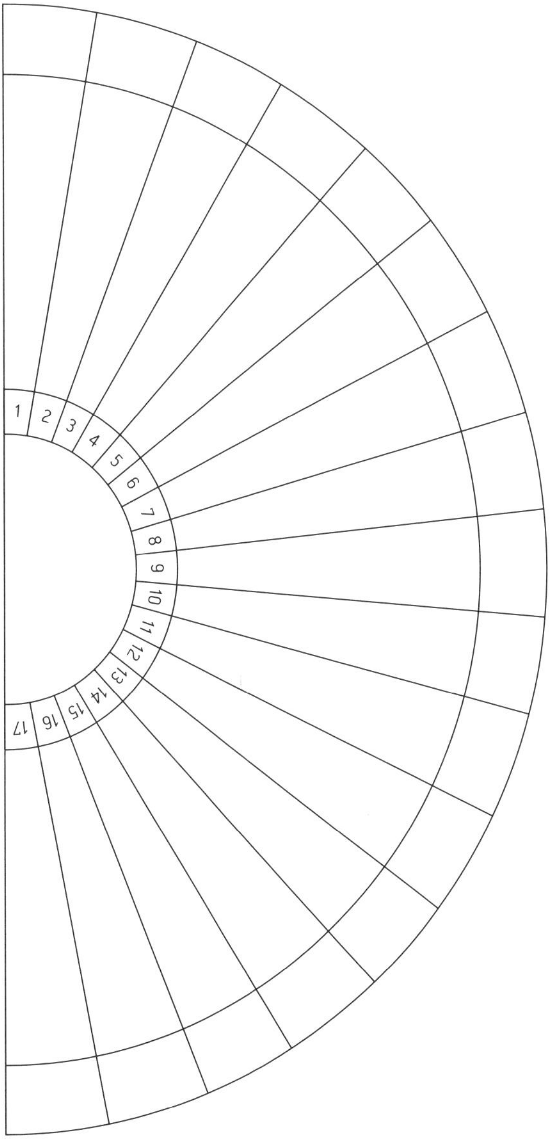

AUSFLUSS

SEX

STRESS

KRANKHEIT

REISE

EMPFINDLICHE BRUST

UNTERLEIBSSCHMERZEN

MEINE THEMEN FÜR DIESEN ZYKLUS SIND …

FRÜHLING

Dankbar für:

Unzufriedern/Unsicher mit:

SOMMER

Dankbar für:

Unzufriedern/Unsicher mit:

HERBST

Dankbar für: ....

....

....

Unzufriedern/Unsicher mit: ....

....

....

....

WINTER

Dankbar für: ....

....

....

Unzufriedern/Unsicher mit: ....

....

....

VOM .... BIS ....

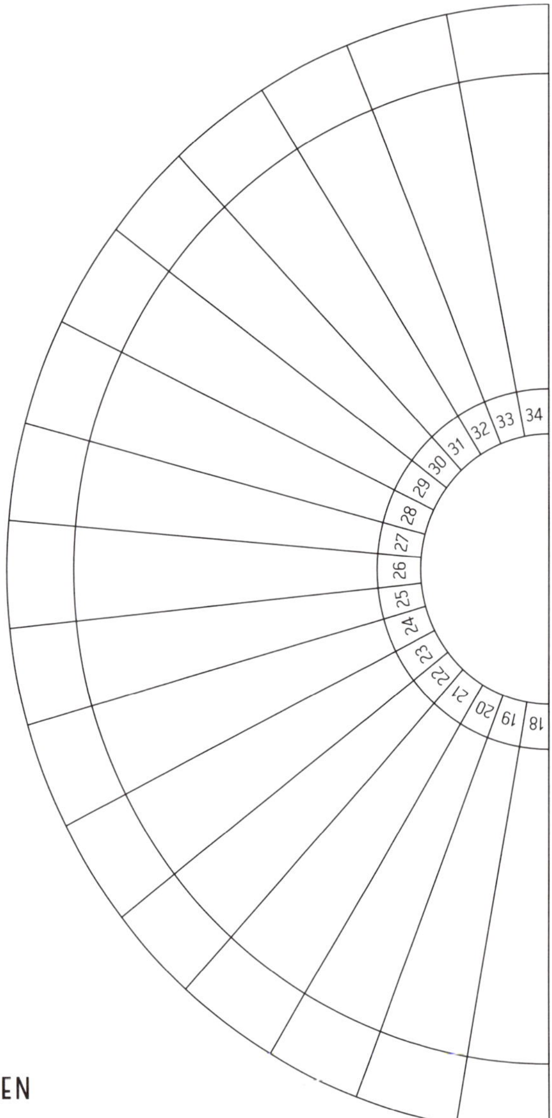

LEGENDE

GLÜCKLICH

TRAURIG

GEREIZT

MÜDIGKEIT

ENERGIEGELADEN

SCHLAPP

_____SCHMERZ

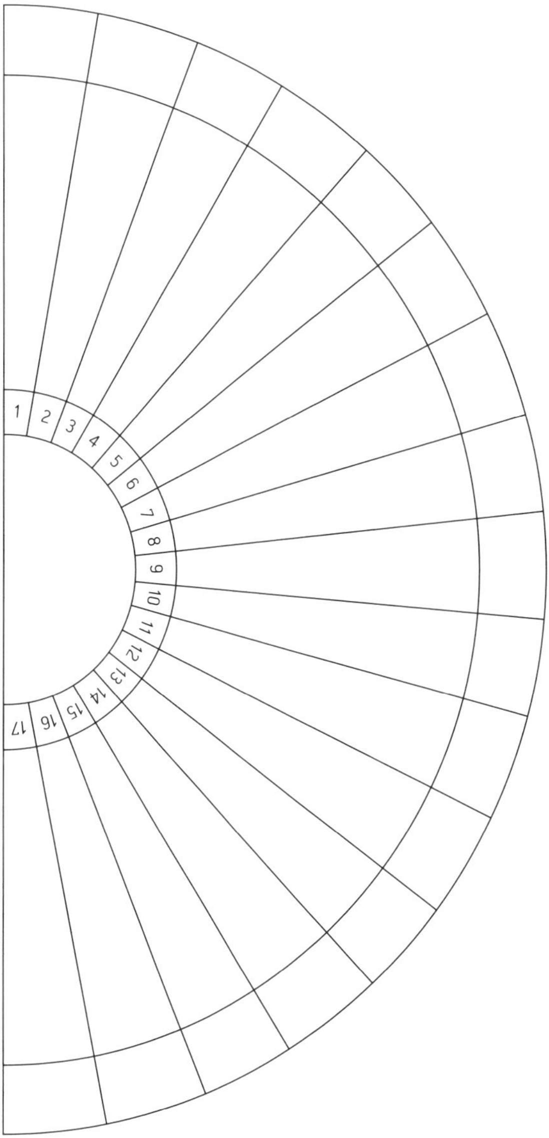

AUSFLUSS

SEX

STRESS

KRANKHEIT

REISE

EMPFINDLICHE BRUST

UNTERLEIBSSCHMERZEN

MEINE THEMEN FÜR DIESEN ZYKLUS SIND ...

FRÜHLING

Dankbar für:

Unzufriedern/Unsicher mit:

SOMMER

Dankbar für:

Unzufriedern/Unsicher mit:

HERBST

Dankbar für:

Unzufriedern/Unsicher mit:

WINTER

Dankbar für:

Unzufriedern/Unsicher mit:

VOM .... BIS ....

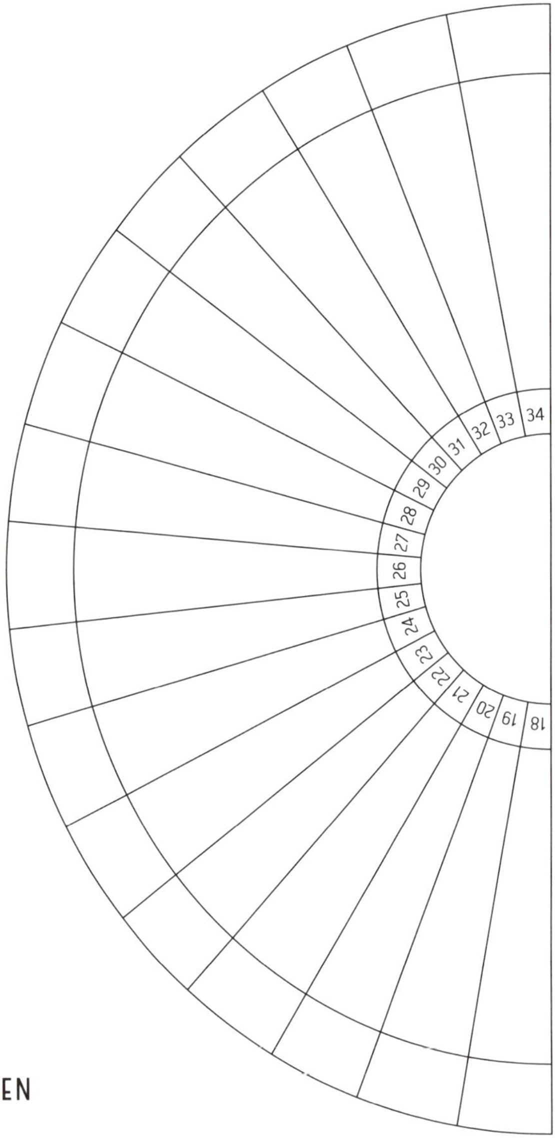

LEGENDE

GLÜCKLICH

TRAURIG

GEREIZT

MÜDIGKEIT

ENERGIEGELADEN

SCHLAPP

_____SCHMERZ

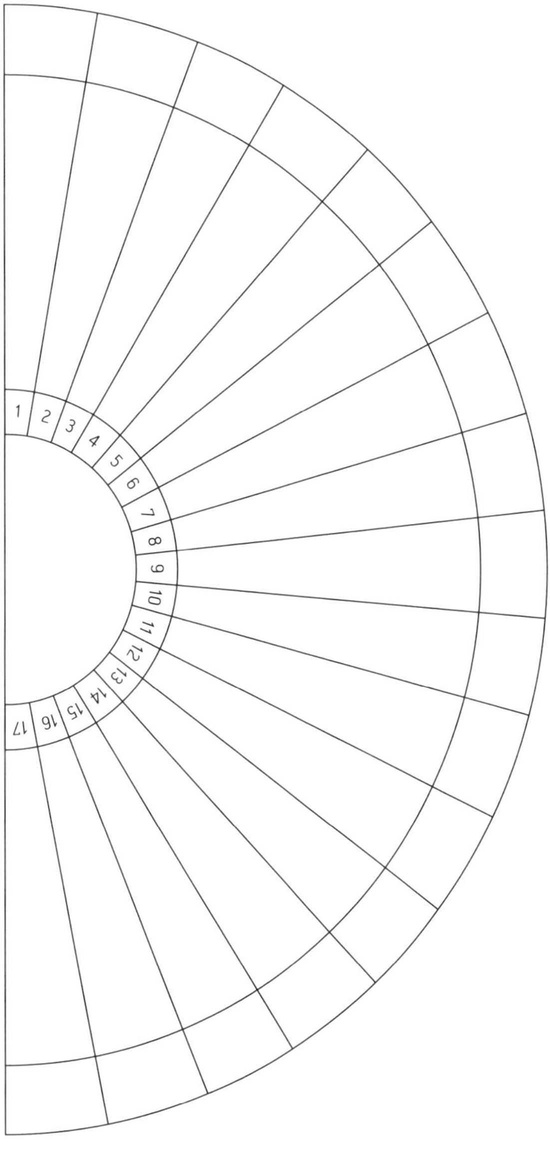

AUSFLUSS

SEX

STRESS

KRANKHEIT

REISE

EMPFINDLICHE BRUST

UNTERLEIBSSCHMERZEN

MEINE THEMEN FÜR DIESEN ZYKLUS SIND …

FRÜHLING

Dankbar für:

Unzufriedern/Unsicher mit:

SOMMER

Dankbar für:

Unzufriedern/Unsicher mit:

HERBST

Dankbar für:

Unzufriedern/Unsicher mit:

WINTER

Dankbar für:

Unzufriedern/Unsicher mit:

VOM .... BIS ....

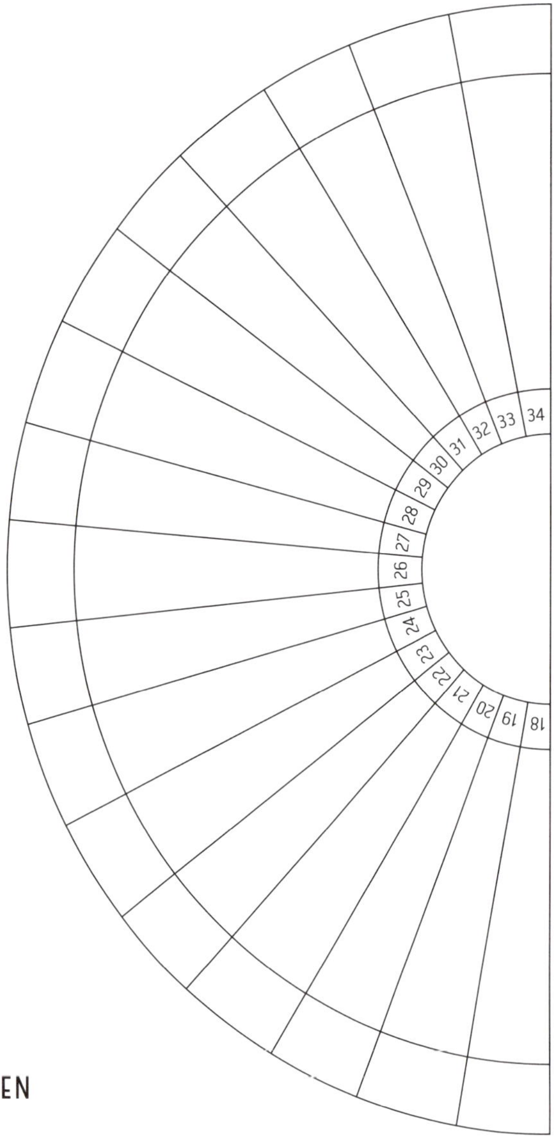

LEGENDE

GLÜCKLICH

TRAURIG

GEREIZT

MÜDIGKEIT

ENERGIEGELADEN

SCHLAPP

_____SCHMERZ

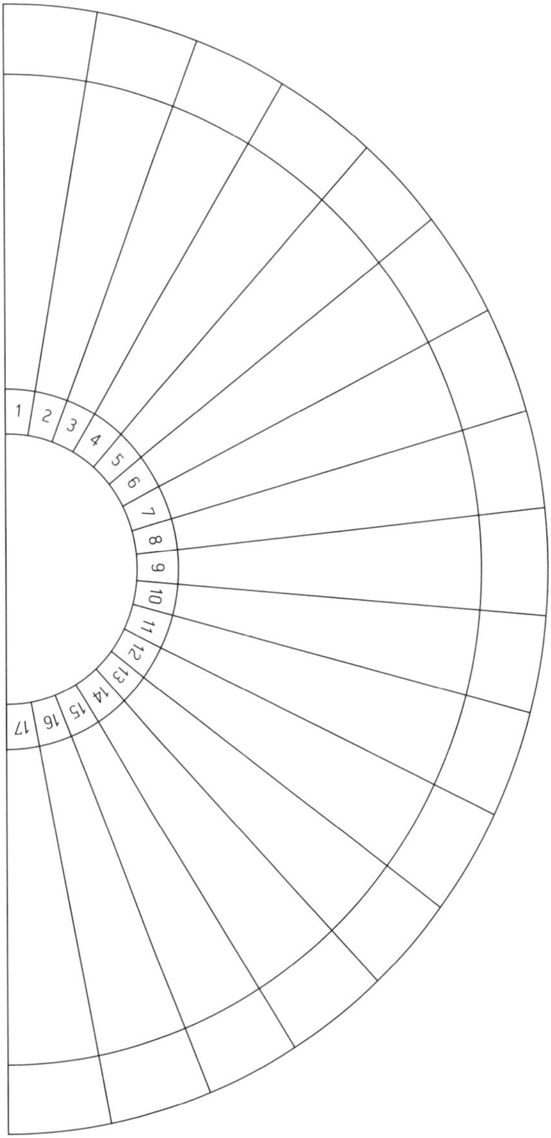

AUSFLUSS

SEX

STRESS

KRANKHEIT

REISE

EMPFINDLICHE BRUST

UNTERLEIBSSCHMERZEN

MEINE THEMEN FÜR DIESEN ZYKLUS SIND ...

FRÜHLING

Dankbar für:

Unzufriedern/Unsicher mit:

SOMMER

Dankbar für:

Unzufriedern/Unsicher mit:

HERBST

Dankbar für:

Unzufriedern/Unsicher mit:

WINTER

Dankbar für:

Unzufriedern/Unsicher mit:

BEZUGSADRESSEN

Almo – Stoffbinden und Co.:
natuerlich-almo.de

Ladyways – Menstruationstassen und Beratung: ladyways.de

Kulmine – Stoffbinden, Menstruationsschwämmchen und mehr: kulmine.de

Ooshi – Periodenunterwäsche:
ooshi-berlin.de

Femna – Hormonspeicheltests und Beratung: femna.de

Für die Teemischungen, mit Versand:
Zietenapotheke, Berlin: zietenapotheke.de;
Limes-Apotheke, Pohlheim: limes-apotheke.net

QUELLEN

Arbeitsgruppe NFP. Natürlich und sicher. München, Trias, 2011.

Ausserer, Caroline. Menstruation und weibliche Initiationsriten. Frankfurt/Main, 2003.

Born, Heike, et al. Endometriose: ganzheitlich verstehen und behandeln – ein Ratgeber. Kohlhammer Verlag, 2017.

Braune, Doris. Die naturheilkundliche und homöopathische Begleitung bei operativen Eingriffen. Bellis-Verlag, 2012.

Braune, Doris. Frauen Heilkunde Band 1 – Der weibliche Zyklus. Bellis-Verlag, 2018.

Briden, Lara. Period repair manual: Natural treatment for better hormones and better periods. Lara Briden, 2017.

Estés, Clarissa Pinkola. Die Wolfsfrau. Heyne, 1996.

Fischer, Heide. Frauenheilbuch. München, Nymphenburger, 2004.

Fischer, Heide. Ab 40 gesund und munter durch hormonelle Turbulenzen: Naturheilkunde, medizinisches Wissen und Selbsthilfe für Frauen, die mitten im Leben stehen. Langen Mueller Herbig, 2016.

Gottfried, Sara. The Hormone Cure: Reclaim Balance, Sleep, Sex Drive and Vitality Naturally with the Gottfried Protocol. Simon and Schuster, 2013.

Gray, Miranda. Roter Mond: von der Kraft des weiblichen Zyklus. Goldmann, 1999.

Hill, Maisie. Period Power: Harness Your Hormones and Get Your Cycle Working for You. Bloomsbury Publishing Plc, 2019.

Hutter, Daniela: Das Yin-Prinzip: Entdecke deine weibliche Essenz. Goldmann, 2016.

Kent, Tami Lynn. Wild feminine: Finding power, spirit & joy in the female body. Simon and Schuster, 2011.

Lacey, Louise. Lunaception: der weibliche Körper in Harmonie mit dem Mondzyklus; natürliche Geburten „Kontrolle". Verlag Schwarze Katz, 1982.

Lister, Lisa. Code Red: Know Your Flow, Unlock Your Super Powers and Create a Bloody Amazing Life. Period. SHE Press UK, 2015.

Madejsky, Margret. Das alternative Kinderwunschbuch: Die besten Naturheilkonzepte für die Fruchtbarkeit. Arkana, 2015.

Madejsky, Margret. „Lexikon der Frauenkräuter." München, AT, 2010.

Morelli, Isabel. ByeBye Pille. Komplett Media GmbH, 2019.

Northrup, Christiane. Weisheit der Wechseljahre. Zabert Sandmann, 2016.

Northrup, Christiane, Hölscher, Irmgard und Schulte-Beckhausen, Sabine. Frauen-Körper, Frauen-Weisheit. Zabert Sandmann, 1995.

Pröll, Gabriele. Die „glückliche" Gebärmutter: Innere Bilder – selbstheilende Kraft bei Unterbauchbeschwerden. Diametric, 2014.

Pröll, Gabriele. Das Geheimnis der Menstruation: Kraft und Weisheit des Mondzyklus. Goldmann, 2004.

Pope, Alexandra und Wurlitzer, Sjanie Hugo. Wild Power: Dein Zyklus als Quelle weiblicher Kraft. Trias, 2019.

Rainbow, Sonia Emilia: Frauenheilkraft: Das vergessene Wissen um die Urkraft der Gebärmutter. Mit Tipps zur Selbstheilung häufiger Frauenbeschwerden. Ansata, 2019.

Schlehe, Judith. Das Blut der fremden Frauen. Frankfurt, 1987.

Strack, Hanna. Spirituelle Reise zur Gebärmutter: Entdecken – Staunen – Würdigen. LIT Verlag Münster, 2014.

Voss, Jutta. Das Schwarzmondtabu. Zürich, 1988.

Wolf, Naomi. Vagina: Eine Geschichte der Weiblichkeit. Rowohlt Verlag, 2012.

ÜBER DIE AUTORIN

HANNAH PEHLGRIMM

Hannah Pehlgrimm ist Expertin für ganzheitliche Frauengesundheit und Heilpraktikerin. Seit 2012 behandelt sie in ihrer Berliner Praxis Frauen zu allen Themen rund um den Hormonhaushalt. Methodisch ist sie vor allem in der Pflanzenheilkunde und der Homöopathie verwurzelt, aber auch schamanische Elemente bereichern ihre Arbeit.

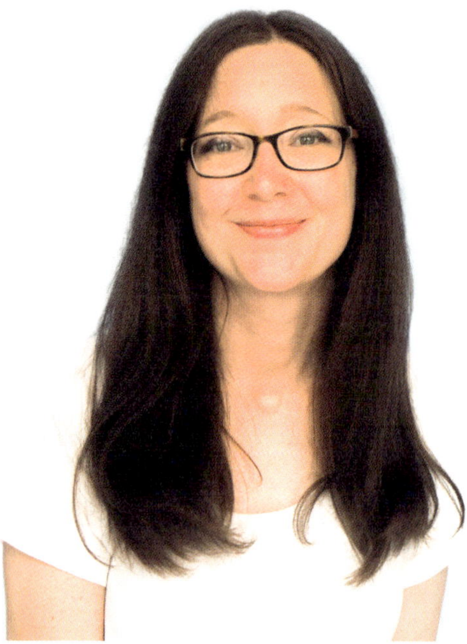

Ihr ist es wichtig, dass Frauen wieder mehr Zugang zum eigenen Körper bekommen und selbstbestimmt für ihre Gesundheit sorgen können.

Ihre Homepage: www.berlinerheilpraktikerin.de

„Ich bin überzeugt davon, dass Frauen durch mehr Körperbewusstsein bessere Entscheidungen für sich treffen und in ihre volle Kraft kommen. Die Welt braucht viele, viele Frauen, die ihrem Körper wieder vertrauen, damit Heilung auch auf einer kollektiven Ebene stattfinden kann."

IMPRESSUM

Bibliografische Information der Deutschen Bibliothek.

Die Deutsche Bibliothek verzeichnet diese Publikation in der Deutschen Nationalbibliografie. Detaillierte bibliografische Daten sind im Internet über http://www.dnb.de/ abrufbar.

Alle in diesem Buch veröffentlichten Abbildungen sind urheberrechtlich geschützt und dürfen nur mit ausdrücklicher schriftlicher Genehmigung des Verlags gewerblich genutzt werden. Eine Vervielfältigung oder Verbreitung der Inhalte des Buchs ist untersagt und wird zivil- und strafrechtlich verfolgt. Das gilt insbesondere für Vervielfältigungen, Übersetzungen, Mikroverfilmungen und die Einspeicherung und Verarbeitung in elektronischen Systemen.

Die im Buch veröffentlichten Aussagen und Ratschläge wurden von Verfasserin und Verlag sorgfältig erarbeitet und geprüft. Eine Garantie für das Gelingen kann jedoch nicht übernommen werden, ebenso ist die Haftung der Verfasserin bzw. des Verlags und seiner Beauftragten für Personen-, Sach- und Vermögensschäden ausgeschlossen. Bei der Verwendung im Unterricht ist auf dieses Buch hinzuweisen.

EIN BUCH DER EDITION MICHAEL FISCHER

1. Auflage 2020

© 2020 Edition Michael Fischer GmbH, Donnersbergstr. 7, 86859 Igling

Covergestaltung: Anna-Maria Köperl
Layout und Satz: Sonja Bauernfeind
Projektmanagement und Lektorat: Judith Wiedemann

Bildnachweis: Autorenporträt (Hannah Pehlgrimm), S. 11 (Malvestida Magazine/unsplash), S. 18 (Danielle Macinnes/ unsplash), S. 25, 42, 69 (Ava Sol/unsplash), S. 28 (Honea Fangs/unsplash), S. 33 (Brooke Lark/unsplash), S. 45 (Alice Pasqual/unsplash), S. 50 (Charles/unsplash), S. 53 (Sharon Mccutcheon/unsplash), S. 57 (Reproductive Health Supplies Coalition/unsplash), S. 62 (Nong Vang/unsplash), S. 67 (Fernando Lavin/unsplash), S. 74 (Christin Hume/unsplash), S. 77 (Danny G/unsplash), S. 81 (Andre Benz/unsplash), S. 82 (Alisa Anton/unsplash), S. 90 (Cesar Couto/unsplash), S. 93 (Zoltan Tasi/unsplash)

Grafiken: Pfeil (Yoteyo/Noun Project), Ausrufezeichen, Blatt, Zyklus, Wolke, Doppelpfeil, Blume, Weiblichkeitszeichen, Herzen, Blitz, Topf, Slipeinlage, Kristall, Sonne, Tampon, Tee, Uterus und Tropfen (Maria Zamchy/Noun Project), Uhr (StoneHub/Noun Project), Wimpern (montatip/Noun Project), Unterleib (Pham Duy Phuong Hung/Noun Project), Zeitabschnitt (Ralf Schmitzer/Noun Project), Smiley, trauriger Smiley (Made by Made/Noun Project), Menstruationstasse (Gracelle Mesina/Noun Project), Panty (Chanut is Industries/Noun Project), Pille (Viral faisalovers/Noun Project), Flugzeug (iconcheese/Noun Project), Schraffur (Daniel Ducrocq/Noun Project), Schwamm (Oleksandr Panasovskyi/Noun Project), Wellness (Lelenka86/Shutterstock), Saft (Mureu/Shutterstock), Erdbeeren (Sandra_M/Shutterstock), Kalender (Andrejs Kirma/ Noun Project), Brüste (Angel Dots/Shutterstock)

ISBN 978-3-96093-251-2

Gedruckt bei Polygraf Print, Čapajevova 44, 08001 Prešov, Slowakei

www.emf-verlag.de